Introdução à Investigação
Qualitativa em Saúde Pública

Introdução à investigação
qualitativa em Saúde Mental

Introdução à Investigação Qualitativa em Saúde Pública

2019

Sónia Dias
Ana Gama

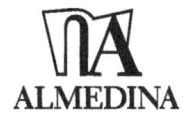

ALMEDINA

INTRODUÇÃO À INVESTIGAÇÃO QUALITATIVA EM SAÚDE PÚBLICA

AUTORAS
Sónia Dias
Ana Gama

EDITOR
EDIÇÕES ALMEDINA, S.A.
Rua Fernandes Tomás, nºs 76-80
3000-167 Coimbra
Tel.: 239 851 904 · Fax: 239 851 901
www.almedina.net · editora@almedina.net

DESIGN DE CAPA
FBA.

PRÉ-IMPRESSÃO
EDIÇÕES ALMEDINA, SA

IMPRESSÃO E ACABAMENTO
DPS - DIGITAL PRINTING SERVICES

Janeiro, 2019

DEPÓSITO LEGAL
450414/18

Os dados e as opiniões inseridos na presente publicação são da exclusiva responsabilidade do(s) seu(s) autor(es).

Toda a reprodução desta obra, por fotocópia ou outro qualquer processo, sem prévia autorização escrita do Editor, é ilícita e passível de procedimento judicial contra o infrator.

ALMEDINA | GRUPOALMEDINA

BIBLIOTECA NACIONAL DE PORTUGAL – CATALOGAÇÃO NA PUBLICAÇÃO

DIAS, Sónia Maria Ferreira, e outro

Introdução à investigação qualitativa em saúde pública / Sónia Dias, Ana Gama
ISBN 978-972-40-7750-5

I - GAMA, Ana

CDU 614

AGRADECIMENTOS

A todos aqueles que, direta ou indiretamente, contribuíram para a elaboração deste livro, as autoras expressam um sincero agradecimento. Mais especificamente,

à Dra. Ana Sá Teixeira, pelo seu contributo na pesquisa e organização de conteúdos numa fase inicial da construção do livro,

à Dra. Paula Saraiva, pela sua generosa colaboração na revisão do texto,

aos alunos dos diversos cursos de mestrado e doutoramento nas áreas da Saúde Pública com os quais as autoras trabalharam ao longo dos anos e que, pelos seus pertinentes questionamentos, incentivaram a sistematizar as ideias debatidas em conjunto e serviram de inspiração para a conceção deste manual.

PREFÁCIO

1. A investigação em saúde representa um dos mais desafiantes domínios da nossa relação com o conhecimento da vida.

Séculos de perguntas e respostas, provisórias embora como todas sempre são, foram construindo um caminho de aprendizagem na forma de inquirirmos a realidade, de aprender os seus segredos e de intervir sobre ela, procurando melhorar o mundo e o nosso lugar nele. A isso, de um modo ou outro, vamos chamando metodologia: a organização de ferramentas com que procuramos desenterrar informação da desordem aparente dos sentidos, e depois exercendo um olhar inteligente sobre ela criar-lhe significados a que chamamos conhecimento. É um itinerário que se aprende, tem as suas escolas e escolhos, cânones e subversões imaginativas, mas sem o domínio dos métodos dificilmente se descobre algo verdadeiramente relevante.

O mais difícil é adequar os métodos à nossa habilidade e à exigência das questões que elegemos como nossas para fazer ciência, ao lugar profissional ou ideológico de onde partimos, aos financiamentos de que dispomos: ao mundo em que vivemos. Mas também é muito difícil reconhecer a dimensão da nossa ignorância, pedir ajuda, construir equipas, partir para os problemas apetrechado com a necessária previsão de soluções ou a inocência de reconhecer quando temos que as inventar. O resto é uma rotina entediante, a evitar! Por isso, e por mais que queiramos escapar ao lugar comum, para não cair numa discussão com sabor a repassada culinária, há que continuar a lembrar que as aproximações quantitativas – dominantes no paradigma de uma saúde que durante algum tempo se viu capaz de soluções práticas rápidas e efetivas mas afinal limitadas e ilusórias – não se opõem às abordagens qualitativas, antes se complementam. Preciso é conhece-la e praticá-la "bem".

A investigação qualitativa em saúde pública permite um olhar mais rico sobre fenómenos extraordinariamente complexos que o reducionismo quantitativo, mesmo quando integra a complexidade de modelações estatísticas inovadoras, não apreende. Sem ela, a aproximação de sistemas com que queremos abordar a saúde das comunidades não pode fornecer uma imagem integradora que pressentimos indispensável.

2. A tensão sempre existiu, num plano ético de conflito entre aproximações distintas, perceções singulares e relevância dos interesses, entre uma visão que privilegia conhecer o indivíduo e o seu trajeto ou uma outra que segue o percurso das comunidades e as suas respostas a estímulos e manipulações mais difíceis de acompanhar ao dissolverem-se nos indivíduos que as constituem. A forma de melhorar a saúde das comunidades na síntese que constituem, e a dos seus membros individualmente, vai tomando soluções novas vindas da emergência de métodos de investigação que fazem uma ponte entre o conhecimento e a ação, a necessária tradução, ela própria precisando de ferramentas de investigação em particular para avaliar a eficiência desse processo e os ajustes necessários. Para isso, é preciso movermo-nos para lá das mais ou menos rígidas distinções entre métodos quantitativos e métodos qualitativos adotando novos métodos de investigação integradores que esclareçam a saúde na complexidade da sua dimensão comunitária. Mas, de novo, para que esse passo se possa dar, é fundamental um domínio das ferramentas disponíveis. Esta INTRODUÇÃO À INVESTIGAÇÃO QUALITATIVA EM SAÚDE PÚBLICA proporciona as chaves essenciais. Fá-lo de uma forma simples mas não simplista, organizada mas não inibidora de fugas enriquecedoras, introdutória mas abrindo-se para aproximações mais aprofundadas, prática e feita de exercícios mas também cuidando de deixar lugar para um pensamento mais fundamental, não sendo o livro de receita que estes trabalhos podem constituir mas antes um interessante diálogo com a experiência que se sente nas autoras. Vai ser por certo um referencial para quem estuda a saúde das populações, querendo compreender a realidade em que vive ou trabalha, sobretudo para intervir, ou então desejando sondar essas populações com a curiosidade da ciência para descobrir factos e relações novas.

Henrique Barros

APRESENTAÇÃO

A evolução do conhecimento científico e as transformações socioculturais têm vindo a desafiar o desenvolvimento da investigação no campo da saúde pública. Neste domínio, exige-se cada vez mais um diálogo crescente entre as diferentes disciplinas do conhecimento, reconhecendo-se a sua importância para a compreensão dos múltiplos e complexos fenómenos de saúde e doença nas sociedades contemporâneas, altamente diversificadas e globalizadas.

Do ponto de vista metodológico há também um claro reconhecimento da necessidade de os estudos epidemiológicos – tão fundamentais para a saúde pública – integrarem abordagens que considerem os diferentes determinantes sociais da saúde a nível sociodemográfico, comportamental, sociocultural, estrutural e político. Assim, nas últimas décadas tem ocorrido uma crescente valorização da investigação qualitativa pela sua especificidade, contribuição e importância no campo atual da investigação em saúde pública.

De forma global, a abordagem qualitativa tem aplicação em diferentes contextos, quer na investigação em saúde debruçando-se sobre as experiências, perceções, atitudes e práticas dos indivíduos face a diferentes temáticas e complementando estudos epidemiológicos, quer no campo das políticas e intervenções em saúde ao nível do seu planeamento, implementação e avaliação.

A presente obra baseia-se na experiência profissional das autoras em investigação e docência na área da metodologia qualitativa em saúde pública, proporcionando conhecimentos numa perspetiva operacional que complementam os conteúdos teóricos e conceituais. Este manual pretende ser um instrumento orientador que, de um modo simplificado proporcione diretrizes, linhas de atuação e desenvolvimento de competências necessárias para a implementação de estudos com uma abordagem qualitativa.

Este manual destina-se a todos os interessados na área da investigação qualitativa em saúde pública, em especial docentes, investigadores e alunos de mestrado, pós-graduação, doutoramento e outros cursos de ensino superior.

O livro estrutura-se em cinco capítulos e a sua organização reflete de forma geral a sequência de etapas de desenvolvimento de um estudo qualitativo. O livro está concebido para que possa ser lido sequencialmente ou por capítulo de forma isolada, de acordo com as intenções do leitor. O primeiro capítulo apresenta uma introdução aos diferentes paradigmas de investigação em saúde, explorando as diferenças concetuais e metodológicas entre estudos quantitativos e qualitativos. Em seguida é dado enfoque aos princípios concetuais, características e contextos de aplicação dos métodos qualitativos de investigação. O segundo capítulo incide sobre a formulação das questões e dos objetivos de investigação, bem como a elaboração do desenho de um estudo qualitativo. No terceiro capítulo é dado enfoque ao trabalho de terreno, abordando-se as principais técnicas de recolha de dados utilizadas em estudos qualitativos, nomeadamente a entrevista, o grupo focal, a observação e a análise documental. É ainda explorado o planeamento e organização do processo de recolha de dados, bem como o papel do entrevistador e moderador. O quarto capítulo incide sobre a organização e sistematização dos dados recolhidos, bem como a análise e interpretação dos mesmos, com especial enfoque na técnica de análise de conteúdo. Neste capítulo são ainda abordadas as questões da qualidade, validade e confiabilidade dos resultados em investigação qualitativa. Por fim, o quinto capítulo descreve o processo de redação de uma investigação qualitativa e sua divulgação em diferentes formatos, especialmente por meio de artigo científico e relatório técnico-científico.

É expetativa das autoras que este livro constitua um contributo para o aumento do conhecimento e aplicação da abordagem qualitativa na investigação em saúde pública, procurando junto dos leitores estimular o seu interesse e potenciar as suas competências na condução de estudos qualitativos em saúde.

1. Introdução aos Métodos Qualitativos

Durante muito tempo advogou-se a superioridade do método quantitativo de investigação em saúde em detrimento do qualitativo. No entanto, atualmente reconhece-se que não se trata de um método se sobrepor ao outro, mas sim de reconhecer o valor e utilidade de cada um em prol do aumento do conhecimento em saúde. Assim, o importante é escolher o método que melhor se adequa à questão de investigação definida e aos objetivos propostos para o estudo. Neste capítulo são abordados os paradigmas de investigação e as diferenças teóricas e metodológicas entre estudos quantitativos e qualitativos, dando-se ênfase aos princípios concetuais e contextos de aplicação da investigação qualitativa.

1.1. Paradigmas de investigação em saúde

Historicamente, a investigação em saúde pública tem adotado uma abordagem essencialmente quantitativa e fortemente influenciada pela perspetiva biomédica, focando-se na produção de conhecimento sobre a prevalência da doença e os fatores de risco associados. Contudo, atualmente reconhece-se que para uma compreensão mais abrangente das complexas questões em saúde, a investigação tem de ser multidimensional e integrar a influência interrelacionada de fatores individuais, socioculturais, ambientais e estruturais em prol de uma visão mais holística que incorpore os múltiplos determinantes de saúde. Tem-se assim valorizado um corpo de investigação que transpõe as descrições quantitativas das problemáticas em saúde e incorpora os determinantes contextuais subjacentes a uma maior vulnerabilidade dos indivíduos ou populações. Neste contexto, a abordagem qualitativa tem vindo a ganhar reconhecimento e tem sido cada vez mais utilizada na área da investigação em saúde pública, especialmente nas suas dimensões sociais, comportamentais e culturais.

Embora durante muito tempo o método quantitativo se tenha afirmado como um método de investigação de maior evidência científica e rigor, no presente, porém, considera-se que este debate é desnecessário pois ambos os métodos têm a sua aplicabilidade e relevância, dependendo das questões e objetivos de investigação. A verdade é que nenhum método se sobrepõe ao outro pois ambos apresentam vantagens e limitações.

Os métodos quantitativos e qualitativos devem ser considerados complementares e úteis para a obtenção de um conhecimento mais aprofundado e fundamentado sobre os fenómenos de saúde, embora com perspetivas diferentes (Malterud, 2001a).

De forma geral, a metodologia quantitativa assenta no paradigma positivista e no pensamento dedutivo, tendendo a analisar os fenómenos de saúde e doença em termos de frequências, tendências e padrões. Por outro lado, a investigação qualitativa, que assenta no paradigma construtivista (interpretativo) e no pensamento indutivo, procura compreender os fenómenos de saúde e doença a partir de significados, perspetivas e experiências, ou do desenvolvimento de conceitos que ajudam a compreender a realidade.

A discussão em torno dos paradigmas de investigação é uma necessidade na medida em que o posicionamento que cada investigador adota pode influenciar um leque alargado de opções aos mais diversos níveis. No Quadro 1 apresenta-se uma caracterização geral dos dois principais paradigmas de investigação em termos ontológicos, epistemológicos e metodológicos (Lincoln, Lynham, & Guba, 2018).

Quadro 1 – Características dos paradigmas de investigação (adaptado de Lincoln, Lynham, & Guba, 2018)

	Paradigma Positivista	Paradigma Construtivista
Perspetiva Ontológica	**Realismo (absoluto):** – A realidade é única e regida por mecanismos e leis de carácter universal. – O conhecimento é convencionalmente apresentado e sintetizado sob a forma de generalizações independentes. Algumas das generalizações assumem a forma de leis de causa e efeito.	**Relativismo:** – A realidade existe sob a forma de múltiplas construções mentais, socialmente e experiencialmente produzidas, específicas e contextuais.
Perspetiva Epistemológica	**Objetivismo/Dualismo:** – Assume a possibilidade do sujeito-investigador se posicionar de forma objetiva (distante e não interativa) em relação ao sujeito/objeto em estudo. – Em consequência pressupõe que os valores e outros eventuais fatores pessoais não influenciam os processos e os resultados da investigação.	**Subjetivismo:** – O sujeito/investigador e o sujeito/fenómeno investigado são perspetivados em articulação, sendo o conhecimento uma construção resultante do processo de interação entre os dois.
Perspetiva Metodológica	**Experimentalismo/Manipulativo:** – As questões e hipóteses são formuladas à partida sob a forma proposicional e depois sujeitas a confirmação sob condições cuidadosamente controladas pelos investigadores.	**Hermenêutica/Dialética:** – A vertente hermenêutica manifesta-se principalmente nos esforços para conhecer as perspetivas e construções individuais dos participantes e, partindo desse conhecimento e de forma dialética por comparação e contraste, chegar a construções mais consensuais.

Como já referido anteriormente, ambas as abordagens quantitativa e qualitativa podem ser complementares, permitindo a recolha diversificada de dados e uma compreensão mais rica e completa do fenómeno investigado (Salazar, Mijares, Crosby, & DiClemente, 2015). Deste modo, é importante saber como os dois métodos se caracterizam nas dimensões relativas aos pressupostos, aos objetivos, às abordagens e ao papel do investigador, apresentadas no Quadro 2.

Quadro 2 – Caracterização dos métodos quantitativos e qualitativos de investigação (adaptado de Salazar, Mijares, Crosby, & DiClemente, 2015)

Método Quantitativo	Método Qualitativo
Pressupostos	**Pressupostos**
▪ Os factos sociais apresentam uma realidade objetiva; ▪ Primazia do método; ▪ As variáveis podem ser identificadas e as relações mensuráveis; ▪ Ponto de vista externo.	▪ A realidade é construída socialmente; ▪ Primazia do objeto de estudo; ▪ As variáveis são complexas, interligadas e dificilmente mensuráveis; ▪ Ponto de vista interno.
Objetivo	**Objetivo**
▪ Generalização; ▪ Predição; ▪ Explicações causais.	▪ Contextualização; ▪ Interpretação; ▪ Compreensão da perspetiva dos atores.
Abordagem	**Abordagem**
▪ Inicia-se com hipóteses e teorias; ▪ Manipulação e controlo; ▪ Utilização de instrumentos formais; ▪ Experimentação; ▪ Dedução; ▪ Análise de componentes; ▪ Procura do consenso e da norma; ▪ Redução dos dados a índices numéricos; ▪ Narração abstrata.	▪ Termina com hipóteses e com a formulação da teoria; ▪ Emergente e descritivo; ▪ O investigador como um instrumento; ▪ Naturalista; ▪ Indutivo; ▪ Procura de padrões; ▪ Procura de pluralismo e de complexidade; ▪ Uso restrito de índices numéricos; ▪ Narração descritiva.
Papel do Investigador	**Papel do Investigador**
▪ Imparcialidade e afastamento; ▪ Representação objetiva.	▪ Envolvimento pessoal e parcialidade; ▪ Compreensão empática.

Numa perspetiva metafórica, pode-se ilustrar esta dicotomia da seguinte forma: Enquanto a metodologia quantitativa permite obter uma 'fotografia' da dimensão e características de um dado fenómeno de saúde ou doença num determinado tempo e espaço, a investigação qualitativa permite obter um 'filme documentário' sobre esse fenómeno, no momento em que é captado o movimento, a ação, o contexto, a narrativa ou a diversidade das narrativas, e pontos de vista, expressões corporais, entoações e outros. Permite ainda captar uma dada dinâmica dos fenómenos e dos processos de saúde e doença cujo sentido é dado a partir das interações e das perceções dos próprios sujeitos no contexto ou no ambiente em que estão inseridos.

Por exemplo, uma investigação quantitativa na área das infeções sexualmente transmissíveis pode ter como objetivos quantificar a proporção de indivíduos do total da população que adotam medidas preventivas, e analisar a sua distribuição em termos de idade, sexo, nacionalidade, classe social, tipo de parceiros, entre outros. Já numa investigação qualitativa sobre o mesmo tema, os objetivos poderão incluir a compreensão, num subgrupo da população, das atitudes e práticas que adotam relativamente a métodos preventivos, da perceção sobre as razões que levam os indivíduos a usar esses métodos e em que contextos, ou até das barreiras que levam à sua não utilização.

Retomando ainda a comparação entre metodologia quantitativa e qualitativa, pode-se também referir que um estudo quantitativo é desenvolvido seguindo criteriosamente o desenho inicialmente definido. Um estudo qualitativo, embora deva basear-se num desenho definido, precisa de ser flexível na sua implementação, podendo sofrer alterações à medida que decorre.

De facto, muitas vezes, num estudo qualitativo surgem dados importantes que são inesperados e que levam o investigador a optar por ajustar o processo de recolha de dados. Tome-se como exemplo um estudo sobre obesidade em adolescentes, em que se pretende conhecer a sua perspetiva relativamente à obesidade e compreender os fatores e processos subjacentes aos hábitos alimentares nos adolescentes. Um estudo deste tipo pode inicialmente envolver a realização de grupos focais com adolescentes com obesidade e grupos com adolescentes sem obesidade. Para além disso, poder-se-á verificar nas discussões dos grupos focais com adolescentes com obesidade que são referidos fatores de ordem psicológica, emocional, ou de ordem familiar ou escolar associados à adoção de maus hábitos alimentares ou até problemas de autoestima e de integração social como consequências da obesidade. Estes novos dados poderão conduzir o investigador a optar por explorá-los em pormenor através de entrevistas individuais.

Existem ainda diferenças entre os métodos quantitativos e qualitativos ao nível das características da amostra, do tipo de amostragem utilizada, da análise de dados, da discussão de resultados, entre outros, que se apresentam de forma geral no Quadro 3.

QUADRO 3 – Principais diferenças entre os métodos quantitativos e os métodos qualitativos

	Métodos Quantitativos	Métodos Qualitativos
Paradigma	Positivismo	Construtivismo, Pós-positivismo
Conceção Teórica	Teoria inicial é verificada e testada	Teoria inicial é ampliada, reformulada e clarificada
Objeto de Estudo	Factos (observados e descritos)	Fenómenos (apreendidos)
Objetivos da Investigação	Estabelecimento matemático das relações causa-efeito	Interpretação das relações e significados dos fenómenos; perspetiva dos sujeitos em estudo
Questões de investigação	Distribuições de um acontecimento na população	Experiências subjetivas
Desenho do estudo	Definido e preparado antes da recolha de dados	Definido e alterado à medida que o estudo decorre
Características da amostra	Amostra representativa; tamanho amostral estatisticamente definido; tamanho da amostra determinado previamente; número elevado de sujeitos	Amostra intencional; tamanho da amostra definido em campo; número reduzido de sujeitos
Amostragem	Randomizada (seleção aleatória)	Não-randomizada; seleção intencional de indivíduos com características de um subgrupo da população
Conclusão sobre as hipóteses	Confirmação ou refutação das hipóteses formuladas	Conceitos construídos
Análise de dados	Técnicas estatísticas	p. ex. Análise de conteúdo
Discussão dos resultados	Correlações entre os resultados	Interpretação dos dados

É cada vez mais frequente a combinação de ambos os métodos na medida em que esta permite obter uma análise mais completa do objeto de estudo (Creswell & Creswell, 2018). Na verdade, em temáticas de saúde complexas, a utilização de apenas uma abordagem metodológica não é muitas vezes suficiente para responder às questões de investigação, devendo-se ampliar o desenho do estudo utilizando mais do que um método (Flick, 2014). A investigação de métodos mistos envolve a recolha e análise das duas formas de dados (qualitativos e quantitativos) num único estudo (Creswell & Creswell, 2018). Neste sentido, reconhecendo-se que os métodos têm limitações, considera-se que os vieses inerentes a um método podem neutralizar ou reduzir os vieses do outro método (Creswell & Creswell, 2018; Salazar et al., 2015). Esta triangulação de métodos é um meio para obter convergência e complementaridade entre métodos qualitativos e quantitativos (Creswell & Creswell, 2018) (Figura 1).

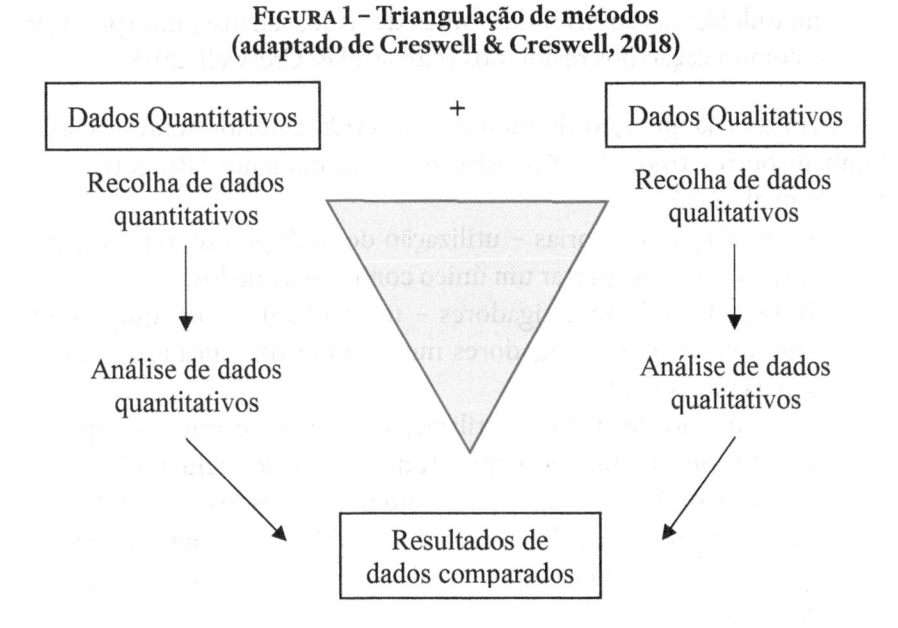

FIGURA 1 – Triangulação de métodos
(adaptado de Creswell & Creswell, 2018)

Dados Quantitativos + Dados Qualitativos

Recolha de dados quantitativos → Análise de dados quantitativos

Recolha de dados qualitativos → Análise de dados qualitativos

Resultados de dados comparados

De forma geral podem ser adotadas várias estratégias na utilização de métodos mistos:
– Estratégia sequencial – o investigador tenta expandir os resultados de um método com a utilização de outro método. Esta estra-

tégia pode significar começar com uma investigação quantitativa para testar teorias ou conceitos, e depois, para explorar em detalhe os resultados obtidos, prosseguir com uma investigação qualitativa. Em alternativa, a investigação pode começar com um método qualitativo de caráter exploratório e continuar com um método quantitativo de forma a generalizar os resultados a uma população (Creswell & Creswell, 2018).
- Estratégia concomitante – o investigador converge os dados quantitativos e qualitativos de forma a obter uma análise ampla do problema de estudo, isto é, o investigador recolhe simultaneamente os diferentes tipos de dados e em seguida integra as informações na interpretação dos resultados (Creswell & Creswell, 2018).
- Estratégia transformadora – o investigador adota uma perspetiva teórica para guiar o estudo e integrar os dados quantitativos e qualitativos. Essa perspetiva pode ser baseada em ideologias e reflete-se nas questões e objetivos de investigação, bem como nas opções metodológicas ao nível das fontes de dados, análise, interpretação e comunicação dos resultados (Creswell & Creswell, 2018).

Além da triangulação de métodos, referida anteriormente, existem também outros tipos de triangulação, nomeadamente (Padgett, 2012; Salazar et al., 2015):
- Triangulação de teorias – utilização de múltiplas teorias ou perspetivas para interpretar um único conjunto de dados.
- Triangulação de investigadores – utilização de uma equipa multidisciplinar de investigadores num estudo para alcançar concordância intersubjetiva.
- Triangulação de dados – utilização de mais do que um tipo de dados sobre o fenómeno em estudo, que pode incluir três níveis: dados recolhidos em diferentes momentos, dados recolhidos em diferentes locais e dados recolhidos de diferentes fontes ou atores (p. ex. utentes, enfermeiros, médicos, administradores de serviços de saúde).

1.2. Investigação qualitativa
As principais características da investigação qualitativa são exploradas em seguida.

"A investigação qualitativa consiste num conjunto de práticas interpretativas e materiais que tornam o mundo visível. Estas práticas transformam o mundo. Tornam o mundo numa série de representações, incluindo observações, entrevistas, narrativas, fotografias, gravações e anotações. A este nível, a investigação qualitativa envolve uma abordagem interpretativa e naturalista do mundo. Isto quer dizer que os investigadores [que utilizam a metodologia qualitativa] estudam fenómenos no seu ambiente natural, tentando dar sentido ou interpretar os mesmos, segundo o significado que as pessoas lhes atribuem" [traduzido de Denzin & Lincoln (2018, p. 3)]. De uma forma geral, pode-se concluir que a investigação qualitativa tem como principal objetivo compreender e interpretar o fenómeno observado.

A opção pela utilização da metodologia qualitativa depende da natureza da investigação, da pertinência de aprofundar a compreensão de aspetos específicos, da necessidade de estudar o indivíduo no seu contexto, da disponibilidade de tempo e de recursos e, por último, das competências do investigador (pois este tem um papel ativo na investigação) (Denzin & Lincoln, 2018).

Os estudos de natureza qualitativa podem envolver uma grande variedade de materiais empíricos, nomeadamente estudos de caso, experiências pessoais, histórias de vida, entrevistas, textos culturais e outros, materiais estes que descrevem o quotidiano, os eventos e os significados atribuídos. Neste sentido, os investigadores qualitativos podem aplicar uma vasta série de práticas interpretativas, com o intuito de obter uma melhor compreensão do tema em investigação. Considera-se, no entanto, que cada prática possibilita visualizar o fenómeno em estudo de formas diferentes, existindo frequentemente o compromisso de utilizar mais do que uma prática interpretativa num estudo (Denzin & Lincoln, 2018).

Os principais pressupostos da investigação qualitativa incluem os seguintes (Creswell & Creswell, 2018):
- A investigação qualitativa é descritiva e interpretativa na medida em que o investigador está focado no processo, no significado (como é que as pessoas dão sentido às suas experiências) e na compreensão adquirida através das palavras ou imagens.
- A investigação qualitativa é indutiva – o investigador produz abstrações, conceitos, hipóteses e teorias através dos detalhes.

- A investigação qualitativa envolve trabalho de campo – o investigador vai ao encontro das pessoas no seu cenário, sítio ou instituição para observar ou registar o comportamento no seu contexto natural.
- O investigador é o principal 'instrumento' para a recolha e análise de dados. Os dados são mediados através deste instrumento humano e não através de inventários, questionários ou máquinas.
- A investigação qualitativa deverá envolver autoanálise por parte do investigador, reflexividade ativa e produzir explicações sociais que de alguma forma são generalizáveis.
- A investigação qualitativa deverá ser conduzida de forma rigorosa, sistemática, estratégica, contudo deverá ser flexível e contextual.
- A investigação qualitativa não deve ser vista como necessariamente oposta e prejudicial à investigação quantitativa.

Sintetizando, pode-se realçar que a metodologia qualitativa em saúde permite:
- Ter acesso às perspetivas dos participantes sobre um determinado fenómeno de saúde/doença;
- Explorar experiências pessoais, opiniões, crenças, atitudes e sentimentos subjacentes a um determinado comportamento de saúde;
- Compreender conceitos, modelos, prioridades, padrões de vocabulário e pensamento de uma determinada população relativamente a questões de saúde/doença (p. ex. como interpretam a saúde e doença? Como experienciam a adesão aos tratamentos? Qual a sua satisfação com o sistema de saúde?);
- Obter informação não apenas sobre o comportamento individual, mas também sobre os múltiplos fatores que influenciam os comportamentos de saúde;
- Estudar interações entre fenómenos, nomeadamente a influência dos determinantes sociais da saúde, como a pobreza, a etnicidade e outros no processo de saúde e doença.

No Quadro 4 identificam-se os principais tipos de estudo de investigação qualitativa (Creswell, 2018): a biografia ou narrativa, o estudo fenomenológico, a *grounded theory* ou a teoria enraizada, a etnografia e o estudo de caso.

Quadro 4 – Principais tipos de estudo de investigação qualitativa (adaptado de Creswell, 2018)

Biografia/ Narrativa	- Estudo de um indivíduo, das suas experiências e de momentos significativos da sua vida. - Diferentes fontes de recolha de dados: depoimentos, material de arquivo, reconstrução de experiências de vida, biografias individuais, histórias de vida. - Relação de experiências pessoais com exemplos já estudados ou descritos na literatura. - Estudo biográfico: história individual escrita pelo investigador com recurso a documentos, arquivos e registos. - Autobiografia: história de vida escrita pelo próprio. - História de vida: relato da história de um indivíduo. Recolha de dados: entrevistas e conversas com o próprio. - História oral: recolha de memórias pessoais de um acontecimento, suas causas e efeitos a partir de um ou mais indivíduos.

Estudo Fenomenológico	- Descrição de várias experiências vividas por um ou vários indivíduos sobre um fenómeno.
	- Objetivo de estudar o significado de um acontecimento (significado que uma determinada experiência tem para o indivíduo).
	- Método de redução de informação, em que se analisam temas específicos e se procuram todos os significados.
	- Abordagem descritiva: descrição compreensiva da experiência vivida (esta descrição é feita pelo próprio sujeito que vivencia a experiência).
	- Procedimentos:
	  – Formulação do problema;
	  – Recolha de dados (narração descritiva produzida pelo sujeito);
	  – Análise dos dados (explicação e interpretação).

***Grounded Theory*/ Teoria Enraizada**	- Desenvolvimento ou descoberta de uma teoria a partir de uma situação na qual os indivíduos interagem e dos dados recolhidos que tornam o investigador capaz de entender a natureza e o sentido de uma experiência. - Superação do método tradicional que centra o aspeto racional da construção de uma teoria.

Etnografia	- Descrição e interpretação de um grupo ou sistema cultural/social, a partir da análise de padrões de comportamento observáveis.
- Estudo das pessoas em interação e em contexto natural, procurando compreender os padrões comportamentais através da investigação participante, interações com os sujeitos, entrevistas formais e informais.
- Extenso trabalho de campo: descrição, análise e interpretação do grupo em estudo; máximo envolvimento do investigador com aqueles que está a estudar.
Estudo de Caso	- Considerado como uma metodologia qualitativa ou como um objeto de estudo.
- Estudo de um caso específico, que ocorre num espaço e tempo definido, a partir de uma aprofundada recolha de dados que pode envolver múltiplas fontes de informação.
- Justificado pelo interesse nesse caso específico e não pelos métodos utilizados para recolha de dados.
- Aspetos a ter em consideração:
1. Identificação do caso (a definição de utilidade e relevância pode tornar-se extremamente subjetiva);
2. Delimitação do caso (único, múltiplo);
3. Fronteiras do caso (dificuldades inerentes à circunscrição dos casos).

A opção por um tipo de estudo depende principalmente do objeto e natureza da investigação, das questões e dos objetivos formulados, do tempo e recursos disponíveis e das competências do investigador.

De forma global, a abordagem qualitativa apresenta a potencialidade de se adequar a diferentes contextos de aplicação, quer em investigação, quer em intervenções em saúde ao nível do planeamento, implementação e avaliação.

Exercícios

1. Escolha um tópico de investigação do seu interesse e descreva o tipo de estudo que gostaria de desenvolver. De acordo com o tipo de estudo selecionado reflita sobre as seguintes questões: para uma Biografia, que indivíduo pretende estudar? Tem acesso a informação sobre a sua vida e contexto? Para um Estudo Fenomenológico, qual é o fenómeno de interesse que pretende estudar? Tem acesso a pessoas que o vivenciaram? Para uma Estudo de Teoria Enraizada, que conceito, ação ou processo de ciência social pretende explorar como base para a sua teoria? Para uma Etnografia, que grupo cultural ou de indivíduos pretende estudar? Para um Estudo de Caso, qual é o caso que pretende examinar?

2. Selecione um dos artigos referenciados abaixo, que ilustram exemplos de estudos de métodos mistos, e após a sua leitura explicite a finalidade da combinação dos dois métodos.

    Dowbor, T.P., & Westphal, M.F. (2013). Determinantes sociais da saúde e o Programa Saúde da Família no município de São Paulo. *Revista de Saúde Pública, 47*(4), 781-790.

    Crane, M., Scott, N., O'Hara, B.J., Aranda, S., Lafontaine, M., Stacey, I., Varlow, M., & Currow, D. (2016). Knowledge of the signs and symptoms and risk factors of lung cancer in Australia: mixed methods study. *BMC Public Health, 16*, 508.

Leituras adicionais

Flick, U. (2014). Qualitative research: Why and how to do it. In U. Flick, *An introduction to qualitative research* (5th ed., pp. 11-24). Thousand Oaks, CA: Sage Publications, Inc.

Pope, C., & Mays, N. (2006). Qualitative methods in health research. In C. Pope, & N. Mays, *Qualitative Research in Health Care* (3rd ed., pp. 1-11). Oxford: Blackwell Publishing, Ltd.

Creswell, J. W. (2018). Five Qualitative Approaches to Inquiry. In J. W. Creswell, *Qualitative Inquiry and Research Design: Choosing Among Five Traditions* (4th ed., pp. 65-109). Thousand Oaks, CA: Sage Publications, Inc.

Padgett, D.K. (2012). Introduction. In D.K. Padgett, *Qualitative and Mixed Methods in Public Health* (pp. 1-27). Thousand Oaks, CA: Sage Publications, Inc.

Isaacs, A. (2014). An overview of qualitative research methodology for public health researchers. *International Journal of Medicine and Public Health, 4*(4), 318-323.

Jack, S.M. (2006). Utility of Qualitative Research Findings in Evidence-Based Public Health Practice. *Public Health Nursing, 23*(3), 277–283.

Malterud, K. (2001). Qualitative research: standards, challenges, and guidelines. *The Lancet, 358*(9280), 483-488.

Whittemore, R., Chase, S.K., & Mandle, C.L. (2001). Validity in qualitative research. *Qualitative Health Research, 11*(4), 522-537.

2. Desenho de um Estudo Qualitativo

O desenho de um estudo qualitativo é um plano que, baseando-se nos pressupostos da abordagem de investigação qualitativa, reflete as decisões do investigador acerca das questões e objetivos de investigação, dos métodos e procedimentos de recolha de dados, das técnicas de análise dos dados, bem como as considerações éticas inerentes ao estudo, os resultados esperados e as estratégias de divulgação.

2.1. Questões de investigação e objetivos do estudo

Como em qualquer investigação, um estudo de abordagem qualitativa é desenhado tendo como ponto de partida as questões de investigação. A questão de investigação define a área de estudo e conduz ao levantamento de outras questões preliminares. Estas têm um carácter mais específico e, em última análise, são as questões às quais o projeto de investigação pretende dar resposta.

Para facilitar a elaboração das questões deve-se clarificar qual o propósito da investigação e a problemática em estudo. A definição destes aspetos pode contribuir para que não haja dispersão nesta primeira etapa do estudo. Na verdade, a questão nuclear de investigação funciona como ponto de partida e de orientação de todo o processo.

Num estudo qualitativo, a elaboração de questões de investigação poderá não ser uma tarefa fácil na medida em que as perguntas devem ser suficientemente gerais para explorar a fundo a complexidade de um determinado fenómeno e, ao mesmo tempo, devem ser específicas o para permitir a delimitação necessária do estudo, o que implica fazer escolhas.

Habitualmente, em investigação qualitativa formulam-se questões centrais que remetem para o fenómeno em análise de forma geral, seguindo-se a formulação de subquestões que, por serem mais específicas, permitem a 'decomposição' do fenómeno que se pretende investigar. Neste sentido, uma ou duas questões de carácter geral constituem, frequentemente, um número aceitável e concretizável, sendo possível optar por formular subquestões para cada uma delas.

Ao elaborar as questões de investigação para um estudo qualitativo é importante ter-se em consideração que as perguntas não pretendem relacionar ou medir variáveis, nem testar ou verificar hipóteses, mas sim descrever, caracterizar, compreender ou explorar um fenómeno ou problema de saúde.

Devido à flexibilidade característica dos estudos qualitativos poder-se-á refinar ou reformular a questão de investigação durante o decorrer do estudo. De facto, é frequente que no trabalho de campo surjam dados e informações que suscitem novos interesses e questionem a pertinência das perguntas formuladas anteriormente, possibilitando uma reformulação ou aprofundamento das mesmas sem ser necessário desenhar um novo estudo.

Existem essencialmente dois tipos de questões de investigação, podendo estas estar contempladas no mesmo estudo (Flick, 2014):
a) Questões de Investigação orientadas para descrever situações: neste caso, a pergunta de investigação foca-se na descrição de uma determinada situação (evento, fenómeno), bem como na compreensão de como esta surgiu e como se caracteriza.
b) Questões de Investigação para descrever processos: neste caso, a questão de investigação foca-se na descrição de como o fenómeno em análise se desenvolve ou se altera, centrando-se na compreensão dos principais determinantes, processos subjacentes e suas consequências ou implicações.

É conveniente formular a questão de investigação utilizando palavras que remetam para o tipo de metodologia adotada. Assim sendo, as perguntas em investigação qualitativa deverão começar por 'Que' ou 'Como', evitando o 'Porquê' que sugere uma relação de causa-efeito (Creswell & Creswell, 2018). A escolha deste tipo de expressões é importante para a formulação da questão de investigação, como também para a escolha do desenho e da metodologia do estudo a serem seguidos.

De acordo com o propósito do estudo, apresentam-se alguns exemplos de questões gerais no Quadro 5.

Quadro 5 – Questões de investigação de acordo com o propósito do estudo (traduzido de Marshall & Rossman, 2016)

Propósito do estudo	Questões gerais de investigação
Exploratório	
– Investigar fenómenos pouco compreendidos – Identificar ou descobrir categorias de significado importantes – Gerar hipóteses para investigações futuras	– O que está a acontecer neste contexto social? – Quais são os temas, padrões ou categorias de significado dos participantes que se salientam? – De que modo se relacionam estes elementos?
Explicativo	
– Explicar os padrões relacionados com o fenómeno em questão – Identificar relações entre diferentes dimensões que permitem explicar o fenómeno	– Que eventos, crenças, atitudes ou políticas compõem este fenómeno? – Como é que estas forças interagem e originam o fenómeno?
Descritivo	
– Documentar e descrever o fenómeno de interesse	– Quais são as ações, eventos, crenças, atitudes, estruturas e processos sociais que ocorrem neste fenómeno?
Emancipatório	
– Criar oportunidades e aspiração para o envolvimento na ação social	– De que modo os participantes problematizam a situação e tomam uma ação social positiva?

Algumas expressões para formular questões de investigação estão, frequentemente, associadas a diferentes tipos de estudo (Creswell & Creswell, 2018):
– "Descobrir" – Teoria enraizada (*Grounded Theory*);
– "Compreender" – Etnografia;
– "Explorar um processo" – Estudo de caso;

- "Descrever experiências" – Estudo Fenomenológico;
- "Relatar histórias" – Biografia/Narrativa.

O Quadro 6 apresenta também alguns exemplos de questões de investigação específicas conforme o tipo de estudo seguido (Padgett, 2012).

QUADRO 6 – Questões de investigação de acordo
com diferentes tipos de estudo
(traduzido de Padgett, 2012)

Tipos de estudo	Exemplos de questões de investigação
Etnografia	"Existem valores tácitos, crenças e práticas que caracterizam uma 'cultura' local do trabalho sexual?", "Se sim, como é que influenciam as decisões das mulheres sobre a sua saúde e a prevenção do VIH/SIDA?"
Teoria enraizada (*Grounded Theory*)	"De que forma é que as mulheres seropositivas conjugam trabalho sexual com outras exigências da vida?"
Estudo de caso	"Que acontecimentos de vida conduziram a mulher ao trabalho sexual e terão contribuído para a infeção por VIH/SIDA?"
Estudo Fenomenológico	"De que forma algumas trabalhadoras do sexo vivenciam a seropositividade?", "Como é vivida a experiência de ser trabalhadora do sexo?"
Biografia/Narrativa	"Que histórias estão inseridas nas suas narrativas?", "O que é que estas narrativas revelam acerca da exposição ao VIH/SIDA e à sua prevenção no trabalho sexual?"
Investigação-ação ou investigação participativa	"Que necessidades expressam estas mulheres?", "Como é que os investigadores podem estabelecer parcerias com elas para realizar uma investigação que atenda a essas necessidades?"

Relativamente aos objetivos do estudo considera-se que, de forma geral, uma boa formulação dos objetivos deve conter:
- Uma única frase (p. ex. *"O objetivo deste estudo é ..."*);
- O fenómeno em estudo;
- Expressões qualitativas (p. ex. *"explorar"*, *"compreender"*, *"descobrir"*);
- Identificação dos participantes;
- Identificação do contexto onde é realizado o estudo.

Os objetivos de um estudo podem ser simultaneamente científicos, práticos e pessoais. A clarificação dos objetivos segundo esta tipologia é importante para justificar o estudo, mas também para identificar os enviesamentos que daí possam advir. Pode ainda ser particularmente útil na apresentação do projeto de investigação a entidades científicas e/ou financiadoras (Maxwell, 2013).

No que diz respeito aos objetivos científicos é importante identificar as motivações para realizar o estudo em termos de produção de conhecimento científico, o que se quer alcançar e que resultados se pretende atingir. Os estudos qualitativos são particularmente úteis quando se tem como finalidade (Maxwell, 2013):

1. Compreender os conceitos a partir do ponto de vista dos participantes do estudo, dos acontecimentos, das situações e das ações em que estão envolvidos, bem como através dos esclarecimentos que dão sobre as suas vidas e experiências;
2. Compreender o contexto particular em que os participantes atuam e a influência que o contexto tem nas suas ações;
3. Identificar situações e influências não previstas ou não antecipadas e criar novas teorias de base empírica sobre as mesmas;
4. Compreender os processos através dos quais os acontecimentos e ações ocorrem;
5. Desenvolver explicações sobre as inter-relações entre os diferentes componentes da situação.

Para além dos objetivos científicos acima descritos, Maxwell (2013) acrescenta os objetivos práticos que podem estar ligados a necessidades de intervenção e/ou de políticas para melhorar uma situação de saúde ou uma prática, rotina ou conduta em serviços de saúde, comunidades ou contextos específicos.

O autor aponta também os objetivos pessoais, isto é, as razões individuais pelas quais se pretende realizar o estudo (Maxwell, 2013). Neste âmbito é muito importante clarificar quais são os objetivos pessoais do investigador e avaliar como estes podem moldar e influenciar o desenvolvimento da investigação. Para tal, o investigador deve refletir sobre as seguintes questões:

- Que tipo de experiência tem sobre o tema do seu estudo?
- Qual a sua motivação para realizar o estudo?

- Que pressupostos ou suposições tem acerca do tema?
- De que forma a sua experiência, pressupostos e objetivos irão influenciar a sua abordagem no estudo?
- Quais as potenciais vantagens e desvantagens dessa influência no estudo e de que forma pode lidar com isso para reduzir os potenciais enviesamentos?

Em seguida apresentam-se exemplos de objetivos formulados no contexto de diferentes temas de investigação:

- Tema: Avaliação de uma ferramenta tecnológica para monitorizar a doença pulmonar crónica
  Ex. 1 – *Compreender como os doentes e os profissionais de saúde avaliam as diferentes componentes da ferramenta tecnológica e a sua utilidade nos cuidados de saúde diários da doença pulmonar crónica.*
  Ex. 2 – *Descrever os fatores que facilitam e dificultam o uso diário da ferramenta tecnológica, quer na perspetiva dos doentes, quer na dos profissionais de saúde.*

- Tema: Cuidados de saúde e autogestão da Diabetes tipo 2 em doentes idosos
  Ex. 1 – *Descrever as representações de doentes idosos relativamente à Diabetes tipo 2, bem como as suas atitudes e preferências no que respeita aos cuidados de saúde e ao processo de autogestão da doença.*
  Ex. 2 – *Analisar as práticas de autogestão da Diabetes tipo 2 em doentes idosos, bem como compreender as dificuldades vivenciadas diariamente e as barreiras na adesão à medicação.*

- Tema: Adesão dos profissionais de saúde ao procedimento dos "5 Momentos para a Higienização das Mãos" proposto pela Organização Mundial de Saúde
  Ex. 1 – *Conhecer as perspetivas dos profissionais de saúde sobre o procedimento dos "5 Momentos para a Higienização das Mãos" e compreender de que forma avaliam as suas práticas.*
  Ex. 2 – *Compreender os múltiplos fatores que podem aumentar a adesão dos profissionais de saúde às práticas recomendadas para a higienização das mãos ao longo dos 5 momentos recomendados no procedimento proposto pela Organização Mundial de Saúde.*

De forma global importa referir que definir questões de investigação e objetivos claros, precisos e exatos é um dos aspetos fundamentais para o desenvolvimento de um estudo, pelo que deve ser dedicado tempo a esta componente.

2.2. Elaboração do desenho de estudo

Partindo da definição das questões de investigação e objetivos do estudo, segue-se a etapa da elaboração do desenho do estudo.

O desenho de um estudo é um plano para recolher e analisar evidências de forma a responder a questões previamente definidas, demonstrando de forma convincente que o estudo irá contribuir favoravelmente para gerar conhecimento útil na área da saúde. Este plano, que em Saúde Pública é muitas vezes designado de protocolo de estudo, deve descrever de forma detalhada os aspetos inerentes ao desenvolvimento de uma investigação. Por conseguinte, esta é uma etapa essencial pois começa-se a delinear o caminho a seguir, assegurando a coerência e a validade do estudo através da relação entre as questões de investigação e o enquadramento teórico, os objetivos do estudo e os métodos, como exemplificado no modelo seguinte (Figura 2).

FIGURA 2 – Modelo de desenho de investigação
(traduzido de Maxwell, 2013)

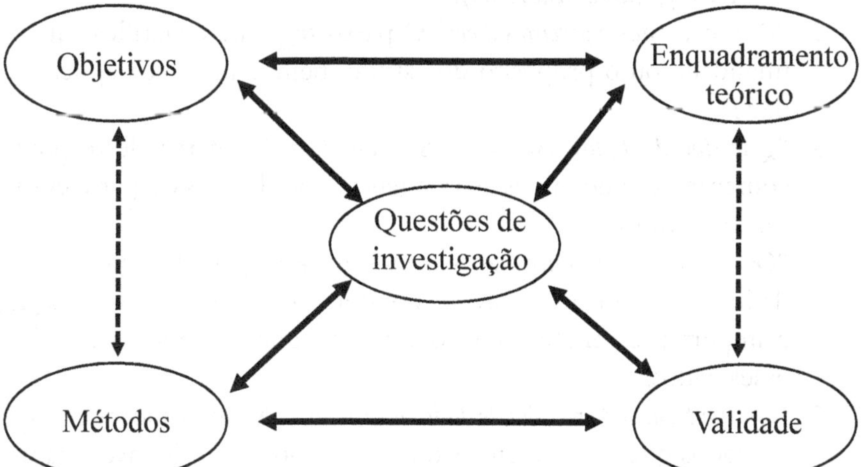

De modo a facilitar a compreensão deste modelo na conceção do desenho geral do estudo, Maxwell (2013) propõe a leitura do esquema atendendo a dois triângulos (superior e inferior).

O triângulo superior realça que as questões de investigação são formuladas tendo em conta o conhecimento já produzido sobre o fenómeno, ou seja, o enquadramento teórico, e relacionam-se intrinsecamente com os objetivos do estudo. Adicionalmente, os objetivos são definidos considerando o conhecimento já existente e a decisão sobre que teoria ou conhecimento são relevantes depende das questões de investigação e dos objetivos.

Por sua vez, o triângulo inferior enfatiza que a escolha dos métodos depende da sua adequação para responder às questões de investigação. É igualmente importante garantir a exequibilidade dos métodos escolhidos e as condições de validade dos dados produzidos. Em suma, é importante reter que para o sucesso do estudo todas as componentes acima mencionadas, estando assentes nas questões de investigação, devem estar integradas de forma coerente.

Nesta etapa há algumas questões que, de uma forma objetiva, podem orientar e ajudar o investigador a perceber como organizar o desenho de um estudo:

1. *"O que se pretende saber?"* Numa primeira fase, após se identificar o tópico de investigação é importante definir de forma clara aquilo que se procura conhecer ou compreender com o estudo (questões de investigação e objetivos).
2. *"Para que é que é preciso saber?"* O passo seguinte é clarificar qual a finalidade ou o propósito do estudo, bem como a sua aplicabilidade.
3. *"Que tipo de dados responde a essas questões?"* A partir deste ponto começam-se a definir as estratégias metodológicas e a parte empírica do estudo.
4. *"Onde se podem encontrar esses dados?"* Após se perceber que tipo de dados serão precisos para responder à questão de investigação, é importante refletir sobre o contexto onde se poderá recolher esses dados.
5. *"Qual a técnica de recolha de dados a utilizar?"* Ao identificar-se o tipo de dados que respondem às questões e objetivos de investigação,

bem como o contexto em que são produzidos, terá de se selecionar a técnica mais adequada para os recolher, justificando-se a opção metodológica escolhida.
6. *"Quem serão os participantes do estudo?"* Nesta etapa é necessário definir os critérios para a inclusão e seleção dos indivíduos no estudo.
7. *"Como serão os potenciais participantes contactados e convidados a participar no estudo?"* Deve-se passar à definição dos procedimentos que serão implementados na execução do trabalho de terreno.

O desenho de um estudo qualitativo é um processo dinâmico, podendo ser readaptado e reajustado à medida que o trabalho se desenvolve. Neste sentido apresenta-se um esquema que exemplifica o processo evolutivo de uma investigação qualitativa e expressa as fases do seu desenvolvimento (Figura 3).

Figura 3 – Evolução de uma investigação qualitativa (traduzido de Flick, 2014)

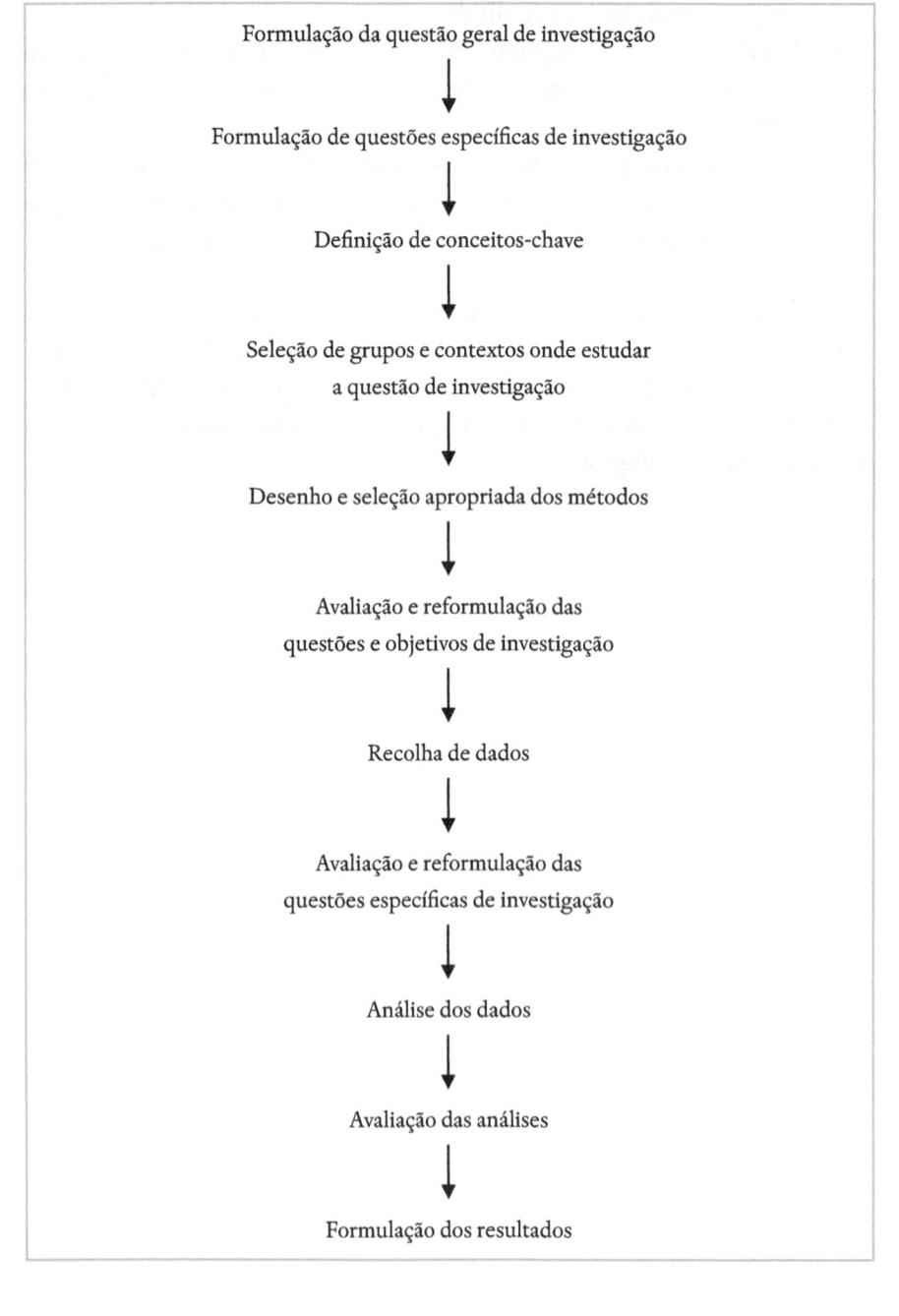

Formulação da questão geral de investigação
↓
Formulação de questões específicas de investigação
↓
Definição de conceitos-chave
↓
Seleção de grupos e contextos onde estudar a questão de investigação
↓
Desenho e seleção apropriada dos métodos
↓
Avaliação e reformulação das questões e objetivos de investigação
↓
Recolha de dados
↓
Avaliação e reformulação das questões específicas de investigação
↓
Análise dos dados
↓
Avaliação das análises
↓
Formulação dos resultados

O protocolo de um estudo descreve o plano de estudo e deve conter os seguintes elementos:
1. Título do estudo;
2. Enquadramento teórico, revisão de literatura e fundamentação do estudo;
3. Formulação das questões de investigação e objetivos;
4. Definição do contexto do estudo e participantes;
5. Descrição e justificação da escolha de métodos e técnicas, bem como da estratégia de recolha de dados;
6. Descrição das técnicas e dos procedimentos de análise e interpretação dos dados;
7. Questões éticas;
8. Expetativa de resultados concretos da investigação,
9. Estratégias de divulgação dos resultados.

Após a apresentação dos elementos do desenho do estudo importa descrever de modo mais detalhado cada um deles de forma a compreender a sua importância no desenvolvimento de uma investigação.

Enquadramento teórico, revisão de literatura e fundamentação do estudo

O enquadramento teórico e concetual é o sistema de conceitos, suposições, expetativas, crenças e teorias que sustentam e informam a investigação (Maxwell, 2013). Remete para uma explicação do fenómeno, ajudando a compreendê-lo através da teoria (Quadro 7).

QUADRO 7 – Uma teoria útil

"Uma teoria útil é aquela que nos conta uma história esclarecedora sobre um fenómeno, que nos sugere novos pontos de vista e aumenta o conhecimento sobre o mesmo. A função da teoria no desenho do estudo é ajudar o investigador a atingir os seus objetivos, desenvolver e selecionar métodos e questões de investigação realistas e pertinentes, e identificar potenciais ameaças à validade das suas conclusões". [traduzido de Maxwell (2013, p. 223)].

Ao enquadrar teoricamente o estudo procura-se escolher as teorias que melhor sustentam os objetivos e também as opções metodológicas. Assim, as teorias escolhidas auxiliam na elaboração do projeto, bem como orientam e justificam as decisões tomadas. A coerência entre os elementos que compõem o estudo é fundamental, por isso é muito importante que as escolhas sejam devidamente sustentadas.

A revisão de literatura é um processo crucial na identificação e justificação das principais teorias e conceitos, servindo como um modelo orientador da investigação. A revisão de literatura permite ainda identificar o que já se sabe e o que ainda é preciso saber sobre um fenómeno, permitindo clarificar o que o estudo poderá trazer de novo à comunidade científica.

A revisão de literatura é relevante para:
a. Apresentar os pressupostos implícitos às questões gerais de investigação;
b. Demonstrar que o investigador conhece o estado da ciência sobre o tema em foco, nomeadamente, os estudos desenvolvidos na área;
c. Realçar a existência de lacunas no conhecimento e o potencial contributo do estudo proposto para a redução das mesmas;
d. Refinar e redefinir as questões de investigação.

Existem três aspetos na revisão de literatura que merecem especial atenção do investigador e que devem ser evitados (Maxwell, 2013):
1) O possível 'foco' num determinado tipo de literatura, ignorando outras importantes fontes como obras não publicadas, estudos piloto, a experiência do próprio investigador e de outros investigadores;
2) A dificuldade de selecionar a literatura relevante, levando a reunir um conjunto demasiado extenso ou disperso de conhecimentos;
3) A revisão da literatura ser somente uma descrição dos resultados obtidos por outros autores sobre o tema. Nesta etapa deve-se adotar uma postura crítica, utilizando-se o corpo de conhecimento e as evidências científicas como base para o desenvolvimento de novas ideias, pontos de vista e alternativas a abordagens anteriores.

O conhecimento científico não é dogmático ou irrefutável. Pelo contrário, a produção de conhecimento é um processo em constante construção. É importante, ao longo do estudo, continuar a revisão de literatura e manter uma postura crítica e aberta relativamente às opções teóricas, avaliando-se a capacidade explicativa do fenómeno em causa.

Definição do contexto do estudo

Para o planeamento do estudo é essencial ter em consideração o contexto onde irá ser realizada a investigação. Por outro lado, é importante justificar a escolha de determinado contexto e tornar claro para os leitores qual a sua pertinência. Neste âmbito deve-se ainda descrever quais as implicações que a investigação terá no contexto e nos processos que nele ocorrem.

O local ou locais de recolha de dados devem ser aqueles onde existe uma maior oportunidade de observar o fenómeno que se pretende analisar. O contexto ou o 'campo' (como pode ser tratado em investigação qualitativa) remete para o espaço físico ou o território onde serão recolhidos os dados (p. ex. um serviço de um hospital ou uma sala de consultas), e remete também para as estruturas a investigar (p. ex. instituições, subculturas ou grupos específicos de pessoas) (Flick, 2014).

Para a definição e seleção do contexto do estudo há que ter em conta a possibilidade de aceder ao mesmo. Por exemplo, o local onde irá decorrer a recolha de dados pode implicar a obtenção de autorizações para operar naquele contexto. Neste sentido, a necessidade de colaboração com instituições ou de estabelecimento de relações de proximidade com grupos específicos tem de ser ponderada desde o início e deve ser referida.

Definição dos participantes do estudo

O contexto de recolha de dados pode, em alguns casos, sugerir à partida quem serão os participantes do estudo (p. ex. num estudo de caso sobre a adoção de novas tecnologias de saúde num serviço de cuidados de saúde primários pressupõe-se que os participantes serão os profissionais de saúde utilizadores das novas tecnologias ou os utentes desse serviço). No entanto, em qualquer planeamento de um estudo é necessário identificar explicitamente os critérios para a participação no mesmo.

Os critérios de inclusão dos participantes numa investigação qualitativa diferem dos critérios utilizados para a inclusão em amostras de estudos quantitativos. Na investigação qualitativa, o objetivo não é generalizar em termos estatísticos, mas sim conhecer em pormenor um determinado fenómeno, caracterizando-o através da análise de casos concretos e da sua contextualização. Assim, a definição do tipo de participantes, do seu número e das suas características depende dos objetivos a alcançar e da abordagem a adotar na investigação.

Hancock, Ockleford e Windridge (2009) apresentam os seguintes tipos de estratégias frequentemente utilizadas em estudos qualitativos para recrutamento de participantes:

i. Amostragem de conveniência: define-se o tipo de participantes que estão mais acessíveis e aptos para participar num período específico de tempo.

ii. Amostragem caso-típico: Definem-se as características dos indivíduos 'típicos' e seleciona-se a amostra de acordo com essas características de casos típicos, considerados a norma de um fenómeno em análise.

iii. Amostragem de caso crítico ou de informantes-chave: selecionam-se os participantes que são considerados especialmente importantes pela posição que detêm (p. ex. posição dentro de uma organização, especialistas numa determinada área) e porque conhecem muito bem o fenómeno a investigar ou as características específicas da população em estudo.

iv. Amostragem de máxima variação: são identificados participantes com diferentes características a fim de maximizar a diversidade da amostra, habitualmente para obter um maior leque de visões. Neste método de amostragem é selecionado um pequeno número de unidades ou casos que maximizam a diversidade relevante para a questão de investigação.

v. Amostragem intencional: implica um processo de seleção dos participantes que representam os melhores exemplos do fenómeno de interesse. Tende a ser frequentemente utilizada em análise fenomenológica interpretativa.

vi. Amostragem por bola de neve: baseia-se em referências, ou seja, um participante convida outro participante que pertença à sua rede de relações e assim por diante. Este processo permite ajudar o investigador a aproximar-se de redes informais que são de mais difícil acesso.

vii. Amostragem de casos extremos ou desviantes: procura-se selecionar os participantes que representam casos extremos de um fenómeno.

Também existem técnicas de amostragem que se baseiam na análise de dados, isto é, desenvolvem-se após uma análise prévia de dados relativos ao fenómeno (Padgett, 2012):
   i. Amostragem teórica: os conceitos que resultaram da análise de dados do estudo numa fase prévia guiam a seleção de novos participantes. Selecionam-se novos casos pelo seu potencial para permitir um conhecimento mais aprofundado sobre o assunto. A amostra é selecionada no sentido de proporcionar possíveis desenvolvimentos sobre proposições teóricas ou quadros concetuais.
   ii. Amostragem para confirmação ou não confirmação: procuram-se casos para testar a validade da teoria gerada pela análise dos dados até esse momento.

Para além da questão "quem envolver?", uma segunda questão que se coloca no momento da definição da amostra é "quantos envolver?", isto é, qual o tamanho do grupo de participantes. Nos estudos qualitativos, a questão "quantos?" pode ser de menor relevância em relação à questão "quem?", no entanto, na prática, as respostas a ambas as questões representam estratégias inter-relacionadas. Na verdade, o mais significativo das amostras intencionais não é a quantidade e o número final dos seus elementos, mas a representatividade dos mesmos e a qualidade das informações que revelam.

Para a definição do número de participantes a incluir no estudo pode recorrer-se à amostragem por saturação, que é frequentemente utilizada em investigações qualitativas no campo da saúde pública (Malterud, Siersma, & Guassora, 2015). Este tipo de amostragem, assente no critério de saturação de dados, considera que não é necessário incluir novos participantes quando os dados recolhidos se tornam, na ótica do investigador, redundantes e repetidos com os dados recolhidos até ao momento, não sendo por isso relevante persistir na recolha de dados e na inclusão de mais participantes (Salazar et al., 2015). Esta amostragem é assim usada para estabelecer ou determinar o tamanho final de uma amostra em estudo, interrompendo a captação de novos participantes. No entanto é necessário problematizá-la porque, embora possa parecer um procedimento decorrente de uma constatação facilmente atingível, muitas vezes a averiguação da saturação pode ser feita de forma acrítica ou excessivamente subjetiva. Neste contexto, a avaliação da saturação teórica a partir de uma amostra é feita por um processo contínuo de análise dos dados, que deve começar no início da recolha de dados. Nessa análise preliminar procura-se identificar o momento em que pouca informação substancialmente nova surge, considerando cada um dos tópicos abordados (ou identificados durante a análise) e o conjunto dos dados.

Em todo o caso, considera-se fundamental para o rigor científico e a transparência das investigações qualitativas que se identifique no desenho de estudo o conjunto de fatores que irão determinar a decisão de um dado ponto de saturação amostral. Neste sentido deve ser evitada a simples referência à utilização desta estratégia, sob pena de transmitir uma ilusão de transparência de um procedimento complexo que contribui decisivamente para a validade científica dos dados obtidos.

Descrição e justificação da escolha de métodos e técnicas para a recolha dos dados

Em investigação qualitativa existem várias técnicas que permitem recolher diferentes tipos de dados. Em função das questões de investigação, dos objetivos definidos e da abordagem que se pretende seguir, deve-se escolher a técnica que melhor permite dar resposta ao que se pretende estudar. O investigador deve ter em mente que tipo de dados pretende obter, e, para além disso, ter em consideração qual o método e a técnica que melhor se adequa aos participantes e ao contexto que pretende estudar.

De forma global, as técnicas de recolha de dados mais frequentemente utilizadas em investigação qualitativa em saúde são a Entrevista, os Grupos Focais, a Observação e a Análise Documental. O Capítulo 3 aborda de forma aprofundada estas diferentes técnicas de recolha de dados. Nesta fase apresenta-se o Quadro 8 que resume uma lista de questões que podem ajudar a perceber qual o caminho que se deve seguir e qual o método e técnica mais adequados ao estudo.

Quadro 8 – Guia de questões orientadoras para selecionar uma técnica de recolha de dados

1. O que sei sobre o problema de investigação, ou quão detalhado é o meu conhecimento sobre o mesmo?
2. Quão desenvolvido está o conhecimento teórico e empírico do problema de investigação na literatura?
3. Qual é a fundamentação teórica do meu estudo e que métodos se adequam a essa fundamentação?
4. Começo por uma questão de investigação muito específica ou por uma abordagem geral e depois desenvolvo questões mais focadas ao longo do estudo?
5. O que quero estudar? Um grupo de determinadas pessoas ou processos sociais? Ou estou mais interessado em compreender estruturas que são subjacentes ao problema?
6. O que quero focar? Experiências pessoais, interações, situações ou entidades de maior escala (p.ex. organizações)?
7. Estou interessado em estudar apenas um caso singular (p. ex. uma experiência pessoal de doença ou uma determinada instituição) ou estou interessado em comparar vários casos?
8. Quais os recursos (tempo, dinheiro, recursos humanos, competências, etc.) que tenho disponíveis para realizar esta investigação?
9. Quais são as características dos participantes e do contexto onde pretendo realizar a investigação?

Descrição das técnicas e dos procedimentos de análise e interpretação dos dados

Neste ponto deve ser identificada a técnica de análise de dados a utilizar. Ao selecionar a técnica é essencial assegurar que esta é congruente com o âmbito da investigação e que será a mais adequada para responder aos objetivos definidos, como anteriormente referido. Para a definição da técnica é importante averiguar os recursos disponíveis, como o tempo necessário para cada uma das etapas de análise, a constituição da equipa de análise e as capacidades necessárias para realizar este procedimento, assim como os equipamentos necessários, como por exemplo, computadores e programas informáticos de análise de dados.

Na elaboração do protocolo é também necessário explicitar que abordagens e passos metodológicos irão ser implementados para a transcrição, categorização, codificação e interpretação dos dados, além de identificar quem estará envolvido nestas etapas e quais os seus papéis. Importa ainda definir as estratégias que serão adotadas para aumentar a validade dos resultados do estudo e reduzir potenciais enviesamentos. Por exemplo, o recurso a diferentes investigadores para rever e verificar as transcrições e a constituição das categorias, das subcategorias e dos respetivos códigos é um procedimento importante para reforçar a validade e a fidedignidade dos resultados. De facto, o envolvimento de mais do que um investigador no processo de tratamento e análise dos dados, sendo considerado um tipo de triangulação, permite encontrar concordância entre investigadores na forma de representar a informação obtida. Na descrição dos procedimentos de análise de dados importa também especificar o âmbito e os níveis de análise a desenvolver. Numa primeira fase de análise, os conceitos básicos que podem orientar a organização e exploração dos dados qualitativos são:

i. Descrição – *"Como é o fenómeno e como ocorre?"*
ii. Análise – *"Como é que o fenómeno se desenvolve? Que fatores e condições o influenciam?"*
iii. Interpretação – *"O que isso significa?"*

Posteriormente, é necessário decidir sobre o nível de análise a realizar relativamente ao conteúdo dos dados obtidos, nomeadamente um nível mais descritivo (nível manifesto de análise) ou um nível mais interpretativo (nível latente de análise) (Hancock, Ockleford, & Windridge, 2009).

No desenho de estudo deve ainda ser indicado se se pretende utilizar um *software* para auxiliar na análise dos dados e, se for o caso, especificar qual. Adicionalmente devem ser claramente descritas as estratégias a adotar para armazenar os registos e manter os dados organizados, assegurando a confidencialidade dos mesmos de acordo com o compromisso ético assumido.

O Capítulo 4 debruça-se especificamente sobre a análise de dados e respetivos procedimentos.

Considerações éticas

As considerações éticas inerentes à investigação que se irá desenvolver devem estar contempladas no desenho de estudo, indicando-se explicitamente como vão ser respeitados os princípios internacionais e nacionais de ética em investigação em saúde (p. ex. firmados na Declaração de Helsínquia). De facto, em qualquer abordagem de investigação (qualitativa ou quantitativa) em saúde pública, o investigador confrontar-se-á com questões éticas às quais deve dar resposta.

No entanto, na investigação qualitativa, as questões éticas assumem determinadas especificidades que, embora variem com o tipo de estudo, de uma forma global decorrem da interação entre investigadores e participantes, do papel central do investigador na recolha e análise de dados, da natureza do objeto de estudo e do caráter interpretativo dos estudos qualitativos. A complexidade da investigação qualitativa reflete-se na diversidade de aspetos éticos que devem ser considerados e na dificuldade em alcançar um equilíbrio entre os vários princípios (p. ex. confidencialidade, autonomia, proteção, entre outros). Assim, o desenho de estudo deve traduzir de forma transparente as ações do investigador para reduzir as implicações éticas do estudo.

Os aspetos éticos inerentes necessitam de ser equacionados em todas as etapas, desde a conceção do estudo, a escolha dos métodos e procedimentos, a implementação da investigação, até à análise, interpretação e divulgação dos resultados.

Na preparação da investigação, as considerações éticas devem estar presentes também quando se reflete sobre a relevância do estudo e o seu contributo para o conhecimento existente. Na verdade, qualquer investigação em saúde só deve ser realizada se a importância do seu objetivo (os seus benefícios) ultrapassar os potenciais riscos e incómodos para os participantes e suas comunidades. As questões éticas estão ainda implícitas quando se consideram as competências necessárias dos investigadores para realizar a investigação. Numa investigação qualitativa, em que se pressupõe um envolvimento direto do investigador com os participantes do estudo, deve haver honestidade da parte do investigador ao refletir sobre as suas representações, preconceitos ou juízos de valor em relação ao fenómeno que vai analisar, de modo a poder garantir um posicionamento consciente sobre o papel desses aspetos na produção de conhecimento científico, reduzindo potenciais enviesamentos.

Na recolha de dados, o contacto com os participantes coloca questões éticas relevantes. O consentimento para participar no estudo deve ser obtido por parte de todos os participantes (ou alguém competente para o efeito, por exemplo, tutores legais num estudo com menores). A pessoa que dá o consentimento deve estar suficientemente informada sobre:
- o propósito e os procedimentos do estudo;
- as funções e responsabilidades do investigador/entrevistador//moderador;
- o tipo de perguntas que serão colocadas;
- o uso que será dado aos resultados;
- os riscos envolvidos na participação no estudo (se aplicável);
- a garantia dos direitos dos participantes, nomeadamente do seu anonimato, da confidencialidade dos dados, bem como da possibilidade de retirar o seu consentimento e terminar a sua participação no estudo quando o entender sem quaisquer consequências.

O consentimento é dado de forma voluntária e explícita, podendo ser obtido por escrito (frequentemente o mais utilizado), oralmente ou gravado.

O investigador tem também de estar consciente da influência da investigação nos participantes do estudo ou no seu contexto e tentar minimizar os seus efeitos. Neste sentido é importante refletir sobre o impacto do estudo na vida quotidiana dos participantes, por exemplo, quando a participação no estudo implica tempo, deslocação e outros recursos dos participantes. Na investigação com populações fragilizadas e vulneráveis é necessária especial atenção na medida em que podem levantar-se outras questões éticas relacionadas com as dinâmicas de poder na relação entre investigador e participantes, os potenciais riscos de desconforto e mal-estar em explorar experiências traumatizantes ou partilhar informações privadas, a divulgação de resultados e conclusões potencialmente estigmatizantes, a criação de expectativas de resolução de problemas que não serão concretizadas, entre outras. Neste sentido é necessário um cuidado redobrado para evitar potenciais danos.

Um aspeto importante é estar sensibilizado para as relações de poder que se desenvolvem entre investigador e participantes, garantir o respeito dos limites da privacidade e intimidade e evitar causar desconforto ou transtorno aos participantes (Karnieli-Miller & Pessach, 2009). Por exemplo, o investigador não pode explorar tópicos sensíveis e pessoais mais do que o participante se sente confortável em revelar e mais do que o necessário para responder às questões de investigação. Neste sentido deve haver uma análise prévia das perguntas e uma reflexão sobre de que forma estas podem gerar algum dano ou mal-estar ao participante, devendo o investigador saber gerir o dilema entre assegurar os objetivos do seu estudo e o bem-estar dos seus participantes, aspeto a que deve ser dada total primazia.

Além das questões éticas que se podem colocar numa investigação qualitativa em saúde referidas anteriormente, outros problemas éticos mais específicos podem surgir consoante a técnica de recolha de dados a utilizar (entrevista, grupo focal, observação, análise documental), e devem ser considerados e respondidos (Iphofen & Tolich, 2018).

Não pretendendo especificar as múltiplas questões éticas que se podem colocar em cada tipo de estudo, apresenta-se apenas alguns exemplos que frequentemente surgem nos estudos qualitativos conduzidos com estas técnicas. Por exemplo, em entrevistas sobre cuidados de saúde e/ou conduzidas por profissionais de saúde, a relação de proximidade que se estabelece entre o entrevistador e o entrevistado pode gerar por vezes expectativas no entrevistado sobre possíveis respostas às suas necessidades em saúde, e que ultrapassam as responsabilidades do investigador. Nestes casos, de forma a minimizar o potencial desagrado dos participantes, o entrevistador deve informar claramente quais os limites do seu papel e onde estão disponíveis serviços que poderão fornecer informação e apoio adequados (Richards & Schwartz, 2002). No contexto de grupos focais, a interação entre os participantes leva muitas vezes a que se explorem temas do seu interesse que divergem dos tópicos propostos, e nestes casos o consentimento inicialmente dado pelos participantes pode ser questionado. Assim, a imprevisibilidade e espontaneidade das discussões em grupo são aspetos que devem ser referidos na informação para o consentimento (Tolich, 2009). Também assegurar que as informações reveladas no grupo serão mantidas confidenciais por todos os participantes pode ser uma tarefa difícil, pelo que as responsabilidades dos participantes devem ser claramente definidas (Tolich, 2009). Por exemplo, num estudo de observação, solicitar o consentimento por escrito aos participantes observados pode inviabilizar o estudo, sendo necessário equacionar outras opções (Peter, 2015). Num estudo de análise documental, que muitas vezes se baseia em narrativas textuais das pessoas, pode haver o risco de apropriação errónea de palavras e significados, especialmente quando o investigador não tem acesso a mais informação que permita contextualizar os dados que são analisados, o que requer encontrar mecanismos para minimizar uma interpretação incorreta dos dados (Sixsmith & Murray, 2001).

Após a recolha de dados, o investigador tem de assegurar que os dados obtidos são mantidos confidenciais e que não podem ser acedidos por outras pessoas que não estejam implicadas na investigação. Neste contexto é importante estabelecer procedimentos claros que reduzam o risco e maximizem a confidencialidade dos dados, como sejam certificar que as notas de campo e transcrições não contêm informações de identificação pessoal, manter os dados processados e não-processados num local seguro e garantir que os elementos que fazem parte da equipa de estudo tenham recebido treino sobre ética em investigação em saúde. Na análise dos dados deve garantir-se também o anonimato dos participantes de modo a que quem aceda aos resultados não consiga identificar os participantes nem associar respostas a pessoas/instituições/locais concretos. Neste aspeto é necessário especial cuidado pois, frequentemente, a dimensão reduzida da amostra e a forma como são apresentados os dados e os resultados em investigações qualitativas (através de citações, excertos de entrevistas) podem revelar elementos (vocabulário, expressões linguísticas, informações sobre contexto) que facilitam a identificação involuntária dos participantes do estudo e pôr em causa o seu anonimato. Simultaneamente é importante assegurar que as interpretações efetuadas a partir dos resultados traduzem as perspetivas, as intenções e as motivações dos participantes, não desvalorizam as pessoas ou as comunidades em estudo e não remetem para generalizações precipitadas que podem levar à estigmatização e preconceito dos grupos estudados. Uma forma de evitar a deturpação e má interpretação dos resultados é devolver os mesmos aos participantes para que possam validar a interpretação dos mesmos. Num protocolo de um estudo deve ser, por fim, contemplada a submissão do mesmo a um Comité de Ética.

Descrição dos resultados esperados da investigação

No desenho de estudo deve-se incluir a descrição dos resultados e/ou produtos que se espera alcançar com a investigação. Estes incluem a evidência que se espera obter face aos objetivos propostos, bem como a contribuição e/ou impactos dos resultados esperados na temática estudada.

Estratégias de divulgação dos resultados

É importante determinar a estratégia de divulgação e disseminação dos resultados do estudo, identificando nomeadamente os meios a utilizar e as diferentes audiências a abranger. É importante identificar como se prevê divulgar os resultados, nomeadamente através de publicações em revistas científicas, relatórios e/ou apresentações em congressos e seminários. As questões da redação e divulgação de um estudo qualitativo são aprofundadas no Capítulo 5.

Considerações finais sobre o desenho do estudo

Quando se elabora o desenho do estudo há que considerar outros fatores de contexto que podem condicionar as questões de investigação, o enquadramento concetual, os objetivos, os métodos e a validade do estudo. Estes fatores, que influenciam as decisões tomadas e a condução do estudo, são apresentados na Figura 4 (Maxwell, 2013).

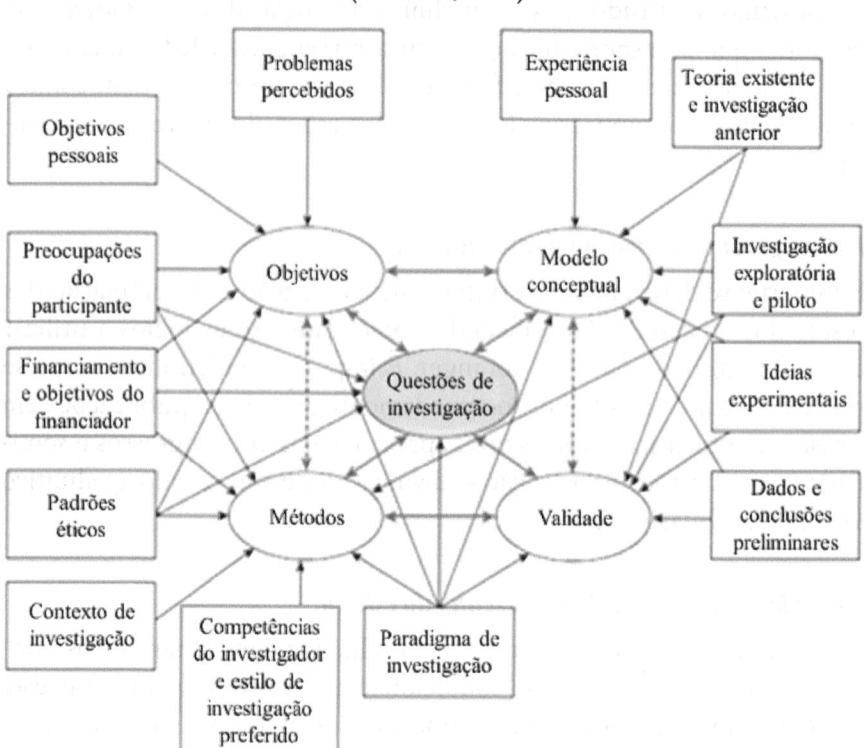

**FIGURA 4 – Fatores contextuais que influenciam o desenho do estudo
(Maxwell, 2013)**

De forma global, a identificação dos fatores contextuais na elaboração do desenho de um estudo é útil na medida em que permite:
1. Identificar detalhadamente problemas específicos que podem surgir associados às diferentes componentes do desenho do estudo. Desta forma, esses problemas serão provavelmente menos ignorados, podendo ser tratados de forma sistemática;
2. Enfatizar a natureza interativa das decisões do desenho em investigação qualitativa, bem como as múltiplas conexões entre os componentes do desenho;
3. Providenciar um modelo para estruturar uma proposta de estudo qualitativo através de uma comunicação clara e justificada das principais decisões e conexões entre componentes.

Em seguida apresenta-se um exemplo de descrição de um estudo qualitativo sobre atitudes e representações de imigrantes e profissionais de saúde face a saúde, doença e acesso aos cuidados de saúde nas populações imigrantes (Quadro 9).

QUADRO 9 – Exemplo de um Protocolo de Investigação Qualitativa

Estudo: Atitudes e representações face à saúde e doença e acesso aos cuidados de saúde nas populações imigrantes (2010)

Enquadramento e relevância do projeto

O progressivo aumento dos fluxos migratórios tem vindo a traduzir-se numa crescente heterogeneidade cultural que caracteriza as sociedades atuais.

Na Europa residiam em 2005 cerca de 64 milhões de imigrantes internacionais (9% do total da população europeia) (IOM, 2005). As estimativas apontam para um aumento deste número para cerca de 70 milhões em 2010, o que representa 9,5% do total da população europeia (UNDP, 2009). Dados indicam que em 2006, de entre os cerca de 1,8 milhões de imigrantes que se fixaram num país da União Europeia (UE), a maioria era oriunda de países de fora da UE, nomeadamente da Ucrânia e Rússia, seguidos de países da Ásia, da América Latina e de África (Eurostat, 2006).

Em Portugal, os dados divulgados pelo Instituto Nacional de Estatística indicam que, em 2008, 436 020 cidadãos estrangeiros residiam ou permaneciam de forma regular no país (INE, 2009). As nacionalidades mais representativas da população imigrante são a brasileira (24,2%), a ucraniana (11,8%) e a cabo-verdiana (11,7%) (INE, 2009).

No contexto atual da globalização, os movimentos migratórios impõem diversos desafios, quer para os países de acolhimento, trânsito e origem, quer para as próprias populações, migrantes e autóctones. Numa perspetiva de saúde pública, o maior impacto dos fluxos migratórios verifica-se ao nível da saúde das populações e da pressão exercida por este fenómeno no sistema de saúde.

Apesar da escassez de informação, a maior parte das investigações e dos indicadores de saúde disponíveis apontam no sentido de que alguns grupos de imigrantes tendem a apresentar uma maior vulnerabilidade em saúde (Carballo, Divino, & Zeric, 1998; Carballo & Nerukar, 2001; Hyman, 2007; Kristiansen, Mygind, & Krasnik, 2007; McKay, Macintyre, & Ellaway, 2003).

O estado de saúde das populações imigrantes, condicionado por diversos fatores interdependentes, tem influência no seu processo de integração nas sociedades de acolhimento (Carballo et al., 1998; Peiro & Benedict, 2009). Atualmente é reconhecido que as condições em que a migração se processa e os determinantes de saúde associados ao processo migratório condicionam a vulnerabilidade destas populações (IOM, 2004). Tais condições refletem muitas vezes desigualdades sociais que contribuem para uma maior vulnerabilidade à doença, nomeadamente situações económicas desfavorecidas, consequência de uma situação laboral instável e precária, deficientes condições de habitação, isolamento social resultante do afastamento e rutura das relações sociais, choque de culturas e estilos de vida, bem como dificuldades linguísticas e relacionadas com os sistemas administrativos e legais (Dias & Gonçalves, 2007; Peiro & Benedict, 2009; Politzer et al., 2001; Stronks, Ravelli, & Rejineyveld, 2001). Por outro lado, as atitudes negativas face aos imigrantes e a estigmatização e discriminação social quanto à sua origem étnica, crenças religiosas ou condição de imigrante têm muitas vezes impacto no estado de saúde e bem-estar destas populações, podendo condicionar a sua adaptação e integração na sociedade de acolhimento (Wolffers, Verggis, & Marin, 2003).

O atual contexto da diversidade cultural tem exigido uma reflexão sobre a influência dos aspetos socioculturais nas questões da saúde. Com base no contexto cultural do país de origem, os imigrantes apresentam muitas vezes diferentes conceções de saúde, de doença e práticas de saúde (Eshiett & Parry, 2003). O sistema de valores e crenças pode traduzir--se em diferentes perceções sobre a necessidade de utilização dos serviços de saúde e expetativas face a estes serviços (Blais & Maiga, 1999; Eshiett & Parry, 2003). A forma como os imigrantes interpretam as questões de saúde e de doença reflete-se também, muitas vezes, na interação estabelecida com os profissionais de saúde e na satisfação em relação à prestação de cuidados (Eshiett & Parry, 2003; Fuertes & Laso, 2006; Wieringen, Harmsen, & Bruijnzeels, 2002).

Uma integração positiva das populações imigrantes nos países de acolhimento requer uma compreensão alargada das questões relacionadas com a saúde destas populações, incluindo as suas crenças culturais, perceções e atitudes face à saúde e doença. Um maior conhecimento destes determinantes da saúde pode auxiliar os decisores políticos no delineamento e implementação de políticas de saúde que visam aumentar os ganhos em saúde nestas populações.

O acesso e a utilização dos serviços de saúde pelos imigrantes são também aspetos importantes para a diminuição da morbilidade nestas populações e, por isso, têm sido considerados condições fundamentais para a saúde e bem-estar, e consequentemente para a sua integração (Kristiansen et al., 2007; Nordhaus, 2002; Solar & Irwin, 2010). Neste contexto, a gestão da saúde e promoção do bem-estar das comunidades imigrantes tem implicado que os sistemas de saúde respondam adequadamente às suas necessidades, nomeadamente no que se refere à disponibilidade, acessibilidade e qualidade dos serviços prestados (Dias & Gonçalves, 2007; Janssens, Bosmans, & Temmerman, 2005; Reijneveld, 1998). Todavia, diversos estudos têm indicado que as populações imigrantes não são muitas vezes abrangidas pelos sistemas de saúde dos países de acolhimento ao nível da prevenção e tratamento da doença e da promoção e proteção da saúde (Dias, Severo, & Barros, 2008; Fennelly, 2004; IOM, 2004; Machado et al., 2006).

Neste contexto, a investigação na área da saúde e imigração tem vindo a centrar-se na compreensão dos aspetos relacionados com o acesso e utilização dos serviços de saúde, identificando os fatores que facilitam ou impedem a utilização destes serviços. Desta forma, tem sido reconhecida a influência de fatores associados a características do indivíduo, à relação entre profissionais e utentes e às características dos serviços de saúde (IOM, 2004; Mcmunn, Mwanje, Paine, & Pozniak, 1998). De uma forma sintética, os fatores do acesso e utilização dos serviços que se centram ao nível do indivíduo abrangem as características sociodemográficas, as atitudes e crenças face à saúde, à doença, aos profissionais e aos serviços de saúde, e o conhecimento sobre o direito ao acesso aos serviços e o seu funcionamento. Ao nível da relação com os profissionais de saúde, alguns fatores estão relacionados com as diferenças linguísticas, o desconhecimento por parte dos profissionais sobre os determinantes culturais que influenciam as práticas de saúde dos utentes, a ausência de competências culturais na prestação de cuidados de saúde, as atitudes dos profissionais face às populações imigrantes e o desconhecimento sobre o enquadramento legal do acesso destas populações aos serviços (Andersen, 1968, 1995; Andersen & Newman, 1973; Dutton, 1986; Scheppers, Dongen, Dekker, Geertzen, & Dekker, 2006; Sheeran & Abraham, 2005). No que respeita aos serviços de saúde, apesar da garantia legal do acesso à saúde em Portugal, algumas dificuldades no acesso aos serviços ainda persistem para alguns grupos de imigrantes, o que se deve em parte a fatores relacionados com a acessibilidade, disponibilidade, organização dos serviços e a sua capacidade de resposta às necessidades da população imigrante (Dias, Gonçalves, Luck, & Fernandes, 2004; Dias et al., 2008; Dias & Rocha, 2009; Fonseca, Silva, Esteves, & McGarrigle, 2009; Gonçalves, Dias, Luck, Fernandes, & Cabral, 2003).

Embora as questões relacionadas com a saúde dos imigrantes tenham vindo progressivamente a assumir maior relevância na agenda da investigação internacional e nacional, ainda persistem lacunas no conhecimento desta temática. Grande parte dos estudos não reflete as preocupações e experiências das populações imigrantes ou dos profissionais de saúde. Por outro lado, apesar da existência de um elevado número de imigrantes a residir em Portugal, poucos estudos exploram a temática das crenças, atitudes e representações sobre a saúde e doença dos imigrantes e as suas relações com a utilização dos serviços de saúde. No entanto, sabe-se que as representações de saúde e doença influenciam não só a necessidade percebida de procurar os serviços de saúde, mas também a adoção de comportamentos de prevenção ou de práticas de risco (Eshiett & Parry, 2003). Adicionalmente, verifica-se uma escassez de informação sobre a perspetiva dos profissionais de saúde acerca da saúde dos imigrantes e dos cuidados prestados a estas populações.

O desenvolvimento de estudos nesta área é relevante, na medida em que é necessário tornar os serviços de saúde e os profissionais mais adaptados à diversidade cultural existente e operacionalizar os princípios da equidade em saúde. O estudo das crenças dos imigrantes sobre saúde e doença é também pertinente pois estas afetam a procura dos serviços de saúde e a interação com os profissionais. Uma maior compreensão das perspetivas das comunidades imigrantes e dos profissionais de saúde sobre a temática pode permitir identificar potenciais oportunidades de intervenção para a melhoria e promoção do acesso e utilização dos serviços por parte das populações imigrantes, atendendo às necessidades de ambos os grupos.

Neste contexto elaborou-se o projeto de investigação Atitudes e Representações face à Saúde e Doença e Acesso aos Cuidados de Saúde nas Populações Imigrantes, promovido pelo Instituto de Higiene e Medicina Tropical da Universidade Nova de Lisboa, em parceria com a Administração Regional de Saúde de Lisboa e Vale do Tejo (ARS LVT) e outras instituições académicas. No âmbito deste projeto será desenvolvido um estudo qualitativo que pretende explorar as atitudes e representações face à saúde, doença, acesso e utilização dos serviços de saúde pelos imigrantes, tanto na perspetiva destas comunidades como na dos profissionais de saúde. Com este estudo pretende-se assim contribuir para a identificação de necessidades, o desenvolvimento e a implementação de estratégias e políticas orientadas para uma melhor adequação da prestação de cuidados de saúde aos imigrantes, bem como a promoção do acesso e utilização dos serviços, procurando alcançar efetivos ganhos em saúde nestas comunidades.

Objetivos

O objetivo geral deste estudo é compreender as atitudes e representações face à saúde, doença, acesso e utilização dos serviços de saúde pelos imigrantes, tanto na perspetiva destas comunidades como na dos profissionais de saúde.

Este estudo tem como objetivos específicos:

a) Descrever as perceções sobre a saúde, doença, acesso e utilização dos serviços de saúde pelas comunidades imigrantes, por parte dos imigrantes e dos profissionais de saúde;

b) Compreender os fatores que condicionam o acesso e a utilização dos serviços de saúde pelas comunidades imigrantes, na perspetiva dos imigrantes e dos profissionais de saúde.

Métodos

Para a concretização dos objetivos propostos irá desenvolver-se um estudo qualitativo através da realização de grupos focais com elementos das comunidades imigrantes e profissionais de saúde.

Grupo Focal

A técnica de recolha de dados consiste na realização de grupos focais (ou grupos de discussão centrados num tema) (Morgan, 2001). Esta técnica permite obter informações de natureza qualitativa através da realização de sessões de discussão em grupo, envolvendo um reduzido número de pessoas com características específicas (Morgan, 2002). A técnica do grupo focal permite conhecer e identificar opiniões que refletem o grupo sobre um determinado tema proposto pelo moderador (Fern, 2001; Krueger & Casey, 2000).

Participantes

Para a realização dos grupos focais serão utilizadas amostras intencionais, constituídas por imigrantes e profissionais de saúde. A informação será recolhida através de seis grupos focais, um com cada grupo de imigrantes (africanos, brasileiros e europeus de leste) e grupo de profissionais de saúde (administrativos, enfermeiros e médicos), atendendo aos recursos disponíveis e ao limitado período de tempo para a realização do estudo.

Os critérios de inclusão no estudo serão, no caso dos participantes imigrantes, ter 18 ou mais anos de idade e ser proveniente de um país africano de língua oficial portuguesa, Brasil ou país da Europa de Leste. Na medida em que se irá apenas realizar um grupo focal com participantes de cada região de origem irá priorizar-se a constituição de grupos diversificados no que diz respeito às características sociodemográficas dos participantes (incluindo-se pessoas de ambos os sexos e de diferentes faixas etárias) de forma a possibilitar obter diferentes perspetivas e experiências. Na escolha dos participantes considera-se como definição de "imigrante" qualquer pessoa que não nasceu em Portugal e que imigrou com a finalidade de residir no país (IOM, 2004).

A escolha dos profissionais de saúde terá como critério o facto de serem profissionais de serviços de cuidados de saúde primários da região de Lisboa e Vale do Tejo e de pertencerem ao grupo profissional de administrativos, enfermeiros e médicos.

Em ambos os grupos – de migrantes e de profissionais –, os participantes serão ainda incluídos no estudo com base na sua disponibilidade e interesse explícito em participar. Em cada um dos grupos (de imigrantes africanos, brasileiros e europeus de Leste, bem como de administrativos, enfermeiros e médicos) prevê-se incluir entre 6 e 8 participantes de forma a possibilitar obter um conjunto suficientemente abrangente de diferentes perspetivas e opiniões, mas possibilitando a todos os participantes fazerem contribuições e explorarem em profundidade os temas abordados.

Procedimentos de recolha de dados

Para a organização dos grupos focais com imigrantes serão contactados elementos-chave das comunidades, convidando-os a participar no estudo. O recrutamento de participantes será desenvolvido em colaboração com organizações não-governamentais e associações de imigrantes.

Para a organização dos grupos focais com profissionais, a equipa de investigação irá contactar serviços de cuidados de saúde primários da região de Lisboa e Vale do Tejo com o objetivo de apresentar brevemente o estudo e agendar uma reunião com a respetiva Direção para solicitar a autorização para a realização do mesmo. Para o efeito será desenvolvido um protocolo de investigação resumido para apresentar o estudo aos diretores dos serviços de saúde. Na reunião será apresentado o estudo e entregue uma cópia do documento comprovativo da parceria com a ARS LVT e um documento com a descrição dos procedimentos para a recolha dos dados, nomeadamente o esclarecimento de que a participação no estudo será voluntária, anónima e confidencial. Após autorização da Direção de cada serviço, a equipa de investigação em colaboração com a ARS LVT irá contactar profissionai s dos serviços no sentido de convidá-los a participar no estudo. Em cada grupo focal será assegurada a participação de profissionais de ambos os sexos, com diferentes experiências profissionais e provenientes de serviços com diferentes proporções de utentes imigrantes.

Os grupos focais irão realizar-se no Instituto de Higiene e Medicina Tropical. Cada sessão será registada em áudio no sentido de otimizar a recolha de dados e facilitar a transcrição das discussões realizadas para posterior análise.

No início de cada sessão será apresentada a informação sobre os objetivos do estudo, o procedimento de recolha de dados e a forma de condução das sessões. O consentimento informado, escrito e voluntário será solicitado a todos os participantes com garantia do seu anonimato e da confidencialidade dos dados. Todos os grupos focais serão realizados com a presença de uma moderadora e uma comoderadora.

O estudo será submetido a uma comissão de ética para aprovação.

Guiões

Para a condução dos grupos focais serão elaborados dois guiões, um para os grupos com imigrantes e outro para os grupos com profissionais de saúde. Estes guiões não têm como propósito impor uma estrutura rígida, mas constituir uma forma de estruturar e orientar as discussões nos grupos focais em torno das temáticas definidas, permitindo assim organizar a recolha de informação.

O guião utilizado nos grupos focais com imigrantes irá contemplar os seguintes tópicos:
1. Perceções e atitudes sobre saúde, doença e imigração;
2. Experiências e perceções do acesso e utilização dos serviços de saúde (padrões de utilização dos serviços de saúde, práticas adotadas em caso de necessidade de cuidados, perceção sobre os serviços e os cuidados de saúde prestados, comparação entre a prestação dos cuidados de saúde no país de origem e no país de acolhimento, fatores que condicionam a utilização dos serviços de saúde, estratégias para ultrapassar as barreiras existentes);

3. Propostas para promover o acesso e a utilização dos serviços de saúde pelos imigrantes.

O guião utilizado nos grupos focais com profissionais de saúde incluirá os seguintes tópicos:
- Conhecimentos e competências necessárias para lidar com utentes imigrantes (conhecimento sobre a legislação do acesso à saúde, questões linguísticas, culturais e religiosas);
- Atitudes e representações face à imigração e à saúde e doença dos imigrantes (perfil do utente imigrante, perceção sobre as práticas de saúde adotadas, estado de saúde, perfis e tipos de doenças nos imigrantes);
- Perceções sobre o acesso e utilização dos serviços de saúde (padrões e fatores que condicionam a utilização dos serviços de saúde, estratégias utilizadas para ultrapassar as barreiras);
- Propostas para melhorar o acesso e a utilização dos serviços pelos imigrantes.

No final de cada sessão serão registadas as observações consideradas relevantes acerca da dinâmica e das interações dos participantes de forma a que este comentário geral sobre o modo como a discussão terá decorrido possa auxiliar na análise dos dados.

Análise de Dados

Após a transcrição das discussões de grupo, os resultados obtidos serão analisados com recurso à técnica da análise de conteúdo, comummente utilizada na investigação qualitativa (Bardin, 2004; Krueger & Casey, 2000; Morgan, 2002). O processo de análise de conteúdo é uma construção que se baseia na descrição da realidade concreta dos sujeitos através dos seus discursos, decorrendo em três fases: a pré-análise, em que se organiza o material empírico para sistematizar as ideias iniciais e criar categorias de análise; a exploração do material, em que após a definição das categorias de análise é organizado o material empírico; e o tratamento dos resultados obtidos e sua interpretação. Desta forma, as questões teóricas previamente definidas neste estudo serão analisadas em conjunto com os tópicos gerais abordados nas discussões, de forma a elaborar os primeiros itens para análise. Posteriormente serão selecionadas as questões de maior significado e definidas as categorias, que serão ajustadas à medida que se prossegue com a análise dos dados. As categorias de análise criadas resultarão, assim, de uma análise crítica da revisão da literatura sobre a temática e dos temas abordados e discutidos no contexto dos grupos focais. Em seguida, irá proceder-se à codificação dos dados. Os discursos serão agrupados em categorias consoante os seus elementos temáticos e analisados de acordo com a regularidade com que se repitam nas discussões. As opiniões sobre os vários temas serão analisadas considerando os consensos gerados nos grupos e as contribuições individuais. Serão analisadas as discussões dentro de cada grupo, nos grupos com imigrantes consoante o país de origem e nos grupos de diferentes profissionais de saúde. Numa última etapa serão comparadas as discussões no conjunto total dos grupos.

Apresentação de resultados

Pretende-se que os resultados apresentados traduzam as perceções sobre a saúde, doença, acesso e utilização dos serviços de saúde pelas comunidades imigrantes por parte dos imigrantes e dos profissionais de saúde, bem como os fatores que condicionam o acesso e a utilização dos serviços de saúde pelas comunidades imigrantes, na perspetiva de ambos os grupos estudados. No sentido de se perceberem as convergências e divergências possivelmente encontradas em relação aos temas explorados para os diferentes grupos de participantes no estudo, será apresentada uma síntese referente às diferenças de origem (nos grupos de imigrantes) e de grupo profissional (nos grupos de profissionais de saúde). Em cada categoria serão apresentados extratos dos discursos de forma a ilustrar os significados atribuídos pelos participantes. No fim de cada extrato, e de forma a assinalar o grupo focal a que pertence, encontra-se a indicação do grupo de origem/ / grupo profissional correspondente com a utilização de um código que não permita a identificação dos participantes.

Divulgação

Pretende-se divulgar os resultados deste estudo à comunidade científica através de comunicações em encontros científicos internacionais e nacionais, artigos publicados em revistas científicas internacionais e nacionais e teses de mestrado. Será ainda desenvolvido um relatório com a descrição do estudo e a apresentação dos principais resultados, e serão realizadas comunicações em seminários na área da saúde para divulgação junto dos atores interessados (organizações comunitárias, comunidades imigrantes, profissionais de saúde, decisores políticos e académicos).

Referências

Andersen, R. M., & Newman, J. F. (1973). Societal and Individual Determinants of Medical Care Utilization in the United States. *Milbank Memorial Fund Quarterly Journal, 51*, 95-124.

Andersen, R. M. (1968). *Behavioral Model of Families' Use of Health Services*. Research Series nº 25. Chicago: Center for Health Administration Studies, University of Chicago.

Andersen, R. M. (1995). Revisiting the behavioral model and access to medical care: does it matter? *Journal of Health and Social Behavior, 36*, 1-10.

Bardin L. (2004). *Análise de conteúdo* (3ª ed.). Lisboa: Edições 70.

Blais, R., & Maiga, A. (1999). Do ethnic groups use health services like the majority of the population? A study fiom Quebec, Canada. *Social Science and Medicine, 48,* 1237-1245.

Carballo, M., & Nerukar, A. (2001). Migration, refugees and health risks. *Emerging Infectious Diseases,* 7(Suppl 3), 556-560.

Carballo, M., Divino, J., & Zeric, D. (1998). Migration and health in the European Union. *Tropical Medicine and International Health, 3*(12), 936-944.

Dias, S., & Gonçalves, A. (2007). Migração e Saúde. *Migrações, 1,* 15-26.

Dias, S., & Rocha, C. (2009). *Saúde Sexual e Reprodutiva de mulheres imigrantes africanas e brasileiras: um estudo qualitativo.* Lisboa: Alto-Comissariado para a Imigração e Diálogo Intercultural.

Dias, S., Gonçalves, A., Luck, M., & Fernandes, M. (2004). Risco de Infecção por VIH/SIDA: Utilização-acesso aos Serviços de Saúde numa comunidade migrante, *Acta Médica Portuguesa, II Série, 17*(3), 211-218.

Dias, S., Severo, M., & Barros, H. (2008). Determinants of health care utilization by immigrants in Portugal. *BMC Health Services Research, 8,* 207.

Dutton, D. (1986). Financial, organizational and professional factors affecting health care utilization. *Social Science & Medicine, 23*(7), 721-735.

Eshiett, M., & Parry, H. (2003). Migrants and health: a cultural dilemma. *Clinical Medicine, 3*(3), 229-231.

Eurostat (2006). *Europe in Figures: Eurostat Yearbook 2006–07.* Luxembourg: Eurostat.

Fennelly, K. (2004). *Listening to the Experts: Provider Recommendations on the Health Needs of Immigrants and Refugees.* Malmo: Malmo University.

Fern, E. (2001). *Advanced focus group research.* Thousand Oaks, CA: Sage Publications, Inc.

Fonseca, M., Silva, S., Esteves, A., & McGarrigle, J. (2009). *MIGHEALTHNET – Relatório sobre o Estado da Arte em Portugal.* Lisboa: Centro de Estudos geográficos.

Fuertes, C., & Laso, M., (2006). El inmigrante en la consulta de atención primaria, *Anales del Sistema Sanitario de Navarra, 29*(1), 9-25.

Gonçalves, A., Dias, S., Luck, M., Fernandes, J., & Cabral, J. (2003). Acesso aos Cuidados de Saúde de Comunidades Migrantes. *Revista Portuguesa de Saúde Pública, 21*(1), 55-64.

Hyman, I. (2007). *Immigration and Health: Reviewing evidence of the healthy immigrant effect in Canada.* CERIS Working Paper, nº 55. Retirado em 03-05-07, de http://ceris.metropolis.net/Virtual%20 Library/WKPP%20List/

INE (2009). *Anuário Estatístico de Portugal 2008/Statistical Yearbook of Portugal 2008.* Lisboa: INE.

IOM (2004). *Migration Health Report.* Retirado em 15-03-07, de http://www.iom.int/iomwebsite/ /Publication/ServletSearchPublication ?event =detail&id=4494.

IOM (2005). *World Migration 2005: Costs and Benefits of International Migration.* Geneva: IOM.

Janssens, K., Bosmans, M., & Temmerman, M. (2005). *Sexual and Reproductive Health and Rights of Refugee Women in Europe*. Ghent: ICRH.

Kristiansen M, Mygind A, & Krasnik A. (2007). Health effects of migration. *Danish Medical Bulletin, 54*(1), 46-47.

Krueger, R., & Casey, M. (2000). *Focus groups: a practical guide for applied research* (3rd ed.). Thousand Oaks, CA: Sage Publications, Inc.

Machado, M.C., Santana, P., Carreiro, M., Nogueira, H., Barroso, M., & Dias, A. (2006). *Iguais ou diferentes? Cuidados de Saúde materno-infantil a uma população de imigrantes*. Lisboa: Bial.

McKay, L., Macintyre, S., & Ellaway, A. (2003). *Migration and Health: A Review of the International Literature*. Glasgow: Medical Research Council – Social and Public Health Sciences Unit.

Mcmunn, A., Mwanje, R., Paine, K., & Pozniak, A. (1998). Health service utilization in London's African migrant communities: Implications for HIV prevention. *AIDS Care, 10*(4), 453-462.

Morgan, D. (2002). Focus group interviewing. In J.F. Gubrium & J.A. Holstein (Eds., pp. 141-160), *Handbook of interview research: context and method*. Thousand Oaks, CA: Sage Publications, Inc.

Nordhaus, W.D. (2002). *The health of nations: The contribution of improved health to living standards*. Yale: Yale University.

Peiro, M.J., & Benedict, R. (2009). *Migration Health: Better health for All in Europe. Final Report Assisting Migrants and Communities (AMAC): Analysis of Social Determinants of Health and Health Inequalities*. Brussels: IOM

Politzer, R., Yoon, J., Shi, L., Hughes, R., Regan, J., & Gaston, M. (2001). Inequality in America: The contribution of health centres in reducing and eliminating disparities in access to care. *Medical Research Review, 58*(2), 234-248.

Reijneveld, S. (1998). Reported health, lifestyles and use of health care of first generation immigrants in the Netherlands: do socioeconomic factors explain their adverse position? *Journal of Epidemiology and Community Health, 52*(5), 298-304.

Scheppers, E., Dongen, E., Dekker, J., Geertzen, J., & Dekker, J. (2006). Potential barriers to the use of health services among ethnic minorities: a review. *Family Practice, 23*(3), 325-348.

Sheeran, P., & Abraham, C. (2005). The Health Belief Model. In M. Conner & P. Norman (Eds.), *Predicting Health Behaviour* (2nd ed., pp. 28-80). Maidenhead: Open University Press.

Solar, O., & Irwin, A. (2010). *A Conceptual framework for action on the social determinants of health. Social Determinants of Health Discussion Paper 2*. Geneva: WHO.

Stronks, K., Ravelli, C., & Reijneveld, A. (2001). Immigrants in the Netherlands: Equal access for equal needs? *Journal of Epidemiology and Community Health, 55*(10), 701-707.

UNDP (2009). *Human Development Report 2009 – Overcoming barriers: Human mobility and development*. New York: UNDP.

Wieringen, J., Harmsen, J., & Bruijnzeels, M., (2002). Intercultural communication in general practice. *European Journal of Public Health, 12*, 63-68.

Wolffers, I., Verghis, S., & Marin, M. (2003). Migration, human rights, and health. *Lancet, 362*(9400), 2019-2020.

Exercícios

1. Escolha um tópico de saúde do seu interesse e formule uma questão de investigação que gostaria de desenvolver.

2. Com base na questão de investigação que formulou defina os objetivos de um estudo qualitativo, indicando o objetivo geral e os objetivos específicos.

3. Defina o desenho de estudo.

Leituras adicionais

Questões de investigação e objetivos do estudo

Creswell, J. W. & Creswell J. D. (2018). Research questions and hypotheses. In J. W. Creswell, & J. D. Creswell, *Research Design: Qualitative, Quantitative and Mixed Methods Approaches* (5th ed., pp. 133-146). Thousand Oaks, CA: Sage Publications, Inc.

Creswell, J. W. & Creswell J. D. (2018). The purpose statement. In J. W. Creswell, & J. D. Creswell, *Research Design: Qualitative, Quantitative and Mixed Methods Approaches* (5th ed., pp. 117-132). Thousand Oaks, CA: Sage Publications, Inc.

Ramos, C. L., & Marcondes, W. B. (2010). O Projecto de Pesquisa Social em Saúde: a focalização do tema, indagações e perspectivas de análise. In Hortale, V. A., Moreira, C. O., Bodstein, R. C., & Ramos, C. L. (Orgs.), *Pesquisa em Saúde Coletiva: fronteiras, objetos e métodos* (pp. 173-192). Rio de Janeiro: Editora Fiocruz.

Elaboração do desenho de um estudo qualitativo

Creswell, J. W. & Creswell, J. D. (2018). Qualitative designs. In J. W. Creswell, & J. D. Creswell, *Research Design: Qualitative, Quantitative and Mixed Methods Approaches* (5th ed., pp. 182-183). Thousand Oaks, CA: Sage Publications, Inc.

Flick, U. (2018). How to design qualitative research. In U. Flick, *Designing Qualitative Research* (2nd ed., pp. 29-46). Thousand Oaks, CA: Sage Publications, Inc.

Minayo, M. C. (2012). Análise qualitativa: teoria, passos e fidedignidade. *Ciência & Saúde Colectiva, 17*(3), 621-626.

Tolich, M. (2016). *Qualitative ethics in practice*. Walnut Creek, CA: Left Coast Press.

Sieber, J. E., & Tolich, M. B. (2013). *Planning ethically responsible research* (2nd ed.). Thousand Oaks, CA: SAGE.

Tolich, M., & Tumilty, E. (2014). Making ethics review a learning institution: The Ethics Application Repository proof of concept – tear.otago.ac.nz. *Qualitative Research, 14*(2), 201-212.

Tolich, M. (2009). The principle of caveat emptor: Confidentiality and informed consent as endemic ethical dilemmas in focus group research. *Journal of Bioethical Inquiry, 6*(1), 99-108.

3. Recolha de Dados

Após a elaboração do desenho de um estudo qualitativo, inicia-se o trabalho de campo e a fase da recolha de dados. Este capítulo apresenta as principais técnicas de recolha de dados utilizadas em estudos qualitativos, especificando-se as suas características, vantagens e desvantagens. São ainda abordados os principais aspetos inerentes ao planeamento e organização da recolha de dados e ao papel do entrevistador e do moderador na recolha de dados.

3.1. Técnicas de recolha de dados

O conhecimento das características, vantagens e desvantagens das principais técnicas de recolha de dados em estudos qualitativos é importante para selecionar a técnica que melhor permita responder às questões e objetivos de investigação definidos.

Tal como anteriormente referido, numa fase inicial de seleção da técnica de recolha de dados deve-se colocar um conjunto de questões, tais como: O que é que já se sabe, e o que é preciso conhecer sobre o tema? Quais as lacunas no conhecimento e que dados ou informações seriam importantes obter com uma nova investigação? Qual a abordagem teórica do estudo e que métodos se adequam a essa abordagem? Para onde se quer dirigir o foco da investigação? Que tópicos se irão abordar? Far-se-á uma abordagem temática da perspetiva de um grupo específico de pessoas e/ou grupos, ou explorar-se-á a perspetiva de casos individuais? Será dado enfoque a perceções ou a experiências? É também muito importante refletir sobre os recursos que estão disponíveis a nível de tempo, dinheiro, capacidades e outros. Uma questão final a indagar é quais são as características dos participantes e do contexto onde se pretende realizar a investigação.

As respostas a estas questões e o conhecimento das características das diferentes técnicas de recolha de dados permitirão proceder a uma escolha da técnica mais adequada à investigação a desenvolver.

Em seguida apresentam-se as principais técnicas utilizadas na investigação qualitativa em saúde pública, nomeadamente a Entrevista, os Grupos focais, a Observação e a Análise documental.

Entrevista

A entrevista é uma das técnicas mais frequentemente associadas à investigação qualitativa. De forma genérica considera-se uma entrevista como uma conversação de natureza profissional entre duas ou mais pessoas com o objetivo de obter informações a respeito de determinado assunto (Marshall & Rossman, 2016). Considera-se que a entrevista é uma forma dos investigadores compreenderem o processo de pensamento interno que leva as pessoas a adotar determinado comportamento (Stuckey, 2013). Uma outra definição indica que a entrevista é uma prática conversacional em que é produzido conhecimento em profundidade através da interação entre um entrevistador e um entrevistado ou grupo de entrevistados (Given, 2008). Ao contrário das conversas do dia-a-dia, a entrevista em investigação é realizada para servir o propósito do investigador (obter conhecimento sobre um dado tópico ou área da experiência humana).

A entrevista pode ser realizada individualmente ou ser conduzida em grupo, e ser presencial, por telefone ou, mais recentemente, por correio eletrónico e *chat rooms* na *internet* (Salazar et al., 2015). A entrevista é útil na investigação que tenha por objetivos o desenvolvimento de descrições detalhadas e holísticas, a descrição de processos, o conhecimento de como os fenómenos são interpretados, e/ou a identificação de variáveis e formulação de hipóteses para o desenvolvimento de novos estudos (Guest & Namey, 2015). Neste contexto, deve utilizar-se a entrevista quando:

– se procura explorar experiências individuais em detalhe e/ou abordar tópicos sensíveis;

- se pretende conversar com pessoas que têm diferentes perspetivas sobre o tópico;
- se pretende responder a questões específicas sobre as quais informadores-chave têm acesso a informação particular necessária;
- os informadores estão em locais geográficos distintos e não podem ou não desejam deslocar-se para uma localização central;
- se prioriza informação aprofundada por parte de um número menor de pessoas, em vez de informação geral por parte de um número maior de pessoas.

Um exemplo de aplicação da entrevista em profundidade é o estudo sobre as perceções de mulheres e casais relativamente a embriões 'excedentes' congelados e as suas perspetivas sobre qual o destino a dar-lhes (Lyerly et al., 2006). Neste estudo, o objetivo foi explorar os vários fatores que influenciam a decisão dos casais, de modo a desenvolver um melhor aconselhamento e políticas sobre o uso de embriões congelados. Foi discutida cada uma das quatro opções disponíveis para lidar com os embriões excedentes: manter os embriões para futuras tentativas de gravidez, descongelar e descartar os embriões, doar para investigação em células estaminais, ou doar para adoção por parte de casais inférteis. O tema era sensível, relacionando-se quer com a infertilidade, quer com a moralidade (em relação à forma como as pessoas percecionam os seus embriões). Para muitos participantes, a entrevista relevou ser a primeira vez que avaliaram as crenças e sentimentos que os levam a pensar no que fazer com os seus embriões congelados.

Como principais vantagens da entrevista salienta-se o facto de esta técnica permitir conhecer, esclarecer e explorar as opiniões e práticas do entrevistado sobre a temática em estudo de forma a que conhecimentos, perceções e motivações implícitas se tornem conhecidas. A entrevista é útil quando os participantes não podem ser diretamente observados no seu contexto social. Esta técnica permite ainda ao investigador um certo grau de controlo, mas também de flexibilidade, sobre as questões que pretende colocar e a informação que pretende obter (Creswell & Creswell, 2018).

No entanto, como qualquer técnica de recolha de dados, a entrevista também apresenta algumas limitações que devem ser consideradas. Na entrevista, a informação implícita é fornecida e filtrada pela visão do entrevistado. Neste sentido, é importante ter em conta que a informação recolhida é muitas vezes descontextualizada. Por exemplo, nem sempre se consegue conhecer as circunstâncias que levam o entrevistado a ter determinada opinião, perceção ou atitude em relação a um fenómeno. Adicionalmente é necessário adaptar o tipo de perguntas a colocar e os procedimentos, não apenas à questão de investigação, mas também aos próprios entrevistados – por exemplo, não fazer perguntas demasiado confrontadoras que possam causar atitudes defensivas, irritabilidade ou até conduzir à desistência dos entrevistados. Outra limitação da entrevista é que a sua eficácia como técnica de recolha de dados pode ser comprometida pela falta de motivação do entrevistado, pela compreensão inadequada do significado das perguntas, pelo fornecimento de respostas erradas, e pela inabilidade do entrevistado para responder. É ainda necessário ter em conta que a fluência e a perceção dos diferentes entrevistados podem não ser idênticas e a influência exercida pelo entrevistador no entrevistado pode comprometer a potencialidade desta técnica e a validade das informações obtidas (Creswell & Creswell, 2018).

As entrevistas podem ser classificadas num continuum entre: a) o entrevistador favorecer a expressão mais livre do seu interlocutor, intervindo o menos possível; e b) o entrevistador estruturar a entrevista a partir de um objeto de estudo estritamente definido. A entrevista tem assim vários formatos, podendo ser classificada em diversos tipos e com utilização de diferentes nomenclaturas. Em seguida apresenta-se uma das tipologias de entrevista mais operacional e comummente descrita na literatura: entrevista não-estruturada, semiestruturada e estruturada de acordo com o tipo de questões colocadas (Salazar et al., 2015).

A entrevista não-estruturada (também referida como entrevista aberta ou de profundidade) desenvolve-se em torno do tema que se pretende estudar, não devendo sofrer a interferência do entrevistador. O entrevistador fornece o tema da conversa e centra a entrevista nesse assunto, guiando o percurso da conversa, evitando que esta se afaste do objetivo pretendido, mas dando ao entrevistado total liberdade para falar sobre o tema de interesse sob a sua perspetiva usando as suas referências, ideias e significados, e levando-o a fornecer toda a informação que considera importante (Salazar et al., 2015). Neste tipo de entrevista colocam-se uma ou duas questões globais e o enfoque é dado principalmente às dimensões que emergem das experiências pessoais, permitindo obter dados qualitativos em grande quantidade e detalhados. A flexibilidade é fundamental para que o investigador conduza a entrevista, para encontrar o significado que o entrevistado confere ao tema em estudo, para desenvolver temas inesperados e para ajustar o conteúdo da entrevista à ênfase dada pelo entrevistado aos assuntos abordados. A entrevista não-estruturada é utilizada frequentemente em estudos de carácter exploratório e essencialmente antropológico, sociológico e psicológico (Edwards & Holland, 2013; Salazar et al., 2015). Na verdade, a entrevista não estruturada é um método extremamente útil para desenvolver conhecimento sobre uma cultura, experiência ou tema de interesse ainda mal compreendido, e pode ser um importante passo preliminar em direção ao desenvolvimento de guiões de entrevistas mais estruturadas. Um exemplo de estudo com utilização de entrevistas não estruturadas é o de Gele e colegas (2015) em que se pretendeu explorar os conhecimentos de mulheres Somali residentes em Oslo relativamente à diabetes, o seu acesso a serviços de saúde preventivos, e fatores que impedem a sua cobertura por programas de prevenção da diabetes tipo 2.

A entrevista semiestruturada, frequentemente utilizada na investigação em saúde, situa-se num nível intermédio de estruturação, procurando responder a duas exigências: a) o entrevistado estrutura o seu próprio pensamento em torno de um determinado objeto, assunto, tema (entrevista eminentemente não diretiva); e b) a definição do objeto pelo entrevistador obriga ao aprofundamento de certos aspetos (entrevista eminentemente diretiva). Numa entrevista semiestruturada, o tipo e a forma das questões são desenvolvidos de modo a evidenciar os tópicos pretendidos. Neste tipo de entrevista utilizam-se questões pré-estabelecidas quase sempre em formato de perguntas abertas (Salazar et al., 2015). No entanto, no decorrer da entrevista existe flexibilidade quanto ao momento em que as questões são abordadas e à forma como o entrevistado pretende responder, o que leva a que frequentemente sejam incluídas outras questões que se consideram relevantes que não tinham sido inicialmente ponderadas. Por outro lado, na medida em que há uma adaptação da entrevista ao entrevistado, muitas vezes, nem todas as perguntas elaboradas são utilizadas. A entrevista semiestruturada permite obter dados qualitativos, mas também quantitativos, sendo os modelos de análise das informações obtidas por vezes definidos *a priori*. Um exemplo é o estudo de Alageel e colegas (2018), em que se realizaram entrevistas semiestruturadas a profissionais de saúde com o objetivo de identificar barreiras e fatores facilitadores da implementação de intervenções comportamentais nos cuidados de saúde primários destinados à prevenção de doenças cardiovasculares. Uma das vantagens da entrevista semiestruturada é o equilíbrio entre estrutura e flexibilidade. As questões colocadas aos diferentes entrevistados são tendencialmente semelhantes (assim como a duração do tempo de cada entrevista), o que assegura a equivalência de temas abordados pelos entrevistados. Por outro lado, a flexibilidade desta técnica permite a descoberta de novas informações que são importantes e que podem não ter sido previamente tidas como relevantes pela equipa de investigação. Outra vantagem é o facto de a análise ser facilitada pelo nível de estrutura. Na verdade, as entrevistas semiestruturadas podem providenciar dados qualitativos comparáveis e confiáveis. Porém, a entrevista semiestruturada comporta também algumas desvantagens, nomeadamente o facto de ser um processo moroso, em que a fase de desenvolvimento das questões é muito longa e de ser necessária grande especialização dos recursos humanos.

Por último refere-se a entrevista estruturada, que se utiliza quando se tem uma definição clara e uma compreensão teórica do tópico em estudo. A entrevista estruturada decorre com base num guião previamente estruturado que contem perguntas padronizadas (isto é, são semelhantes para todos os participantes), precisas e curtas, abertas e fechadas (Given, 2008). Neste tipo de entrevista, as questões são colocadas numa sequência rígida e num período de curta duração. Neste sentido, geralmente os entrevistadores são treinados a perguntar as questões de uma forma estandardizada e a ter um papel neutro na entrevista. A entrevista estruturada permite obter dados quantitativos e qualitativos (situando-se muitas vezes ao nível de um estudo quantitativo), sendo que o modelo de análise dos dados está definido à partida. Um exemplo de estudo com entrevistas estruturadas é o de Carabez e colegas (2015), que procuraram reportar o nível de conhecimentos e competências de enfermeiros relativamente às necessidades em saúde de populações Lésbicas, Gays, Bissexuais e Transgénero, compreender as suas dificuldades em lidar com as especificidades destas populações e identificar necessidades de formação contínua e capacitação dos profissionais. As principais vantagens da entrevista estruturada é o facto de que geralmente é rápida, permite reduzir algumas das desvantagens dos questionários e simultaneamente possibilita obter dados facilmente analisáveis. Este tipo de entrevista não requer o desenvolvimento de uma relação entre o entrevistador e o entrevistado, e é menos provável que o entrevistador tenha influência sobre o resultado da entrevista. No entanto, numa entrevista estruturada a cobertura do tema é restrita e os dados recolhidos podem ser potencialmente superficiais.

Grupos Focais

A técnica de grupos focais consiste na realização de uma discussão em grupo conduzida pelo investigador sobre um determinado tema (*focus*) (Morgan, 2002). Nesta técnica, a interação de grupo permite produzir informação (novos dados, dados contrastantes) que seria menos acessível sem essa interação. O interesse está essencialmente na conversa dos participantes sobre o tema de investigação, não se procurando alcançar consensos ou definir uma decisão (Given, 2008). Os grupos focais podem ser utilizados de várias formas para atender a diversos propósitos. Neste sentido podem ser utilizados para investigação exploratória, em que os participantes são relativamente livres de discutir o tópico proposto como entenderem, podendo também ser utilizados de forma mais estruturada em que o moderador assume um papel mais ativo no controlo dos assuntos a discutir (Given, 2008). Os grupos focais são formados por pequenos grupos de pessoas com determinadas características, que se centram e discutem sobre o tema proposto pelo moderador para fins de investigação (Padgett, 2012). Não se incluem nesta conceção de grupos focais os seminários educativos, as reuniões ou os fóruns de trabalho, os grupos de decisão e as sessões para definir consensos, os grupos de suporte ou as sessões terapêuticas.

A técnica de grupos focais permite explorar experiências pessoais, opiniões, crenças, atitudes, valores e sentimentos subjacentes a um determinado fenómeno, evento ou comportamento através das perspetivas dos participantes. Com esta técnica procura-se compreender conceitos, modelos e prioridades nos padrões de vocabulário e pensamento de um determinado grupo. O grupo focal é um método especialmente adequado para a recolha de dados sobre assuntos que são inerentemente partilhados pela comunidade (Guest & Namey, 2015). Para temas sobre os quais existe ou se espera que exista uma variedade de pontos de vista, os grupos focais podem também ser uma boa estratégia para explorar como as perspetivas sobre o tópico diferem e compreender como essas diferentes opiniões se sustentam (Guest & Namey, 2015). Esta técnica possibilita ao investigador obter informação que não se centra no comportamento individual de saúde, mas sim na perspetiva do grupo ou comunidade, e permite aprofundar o conhecimento sobre os fatores sociais, culturais e políticos que o influenciam (Dias & Gama, 2018). Os grupos focais são muitas vezes utilizados quando se investigam comportamentos em saúde e motivações complexas – por exemplo, para estudar as perspetivas e práticas dos participantes sobre os hábitos alimentares, o consumo tabágico, o funcionamento dos serviços e o desempenho dos profissionais de saúde, entre muitos outros temas. Esta técnica é assim utilizada quando se pretende compreender a diversidade dos fatores e processos em saúde, procurando recorrer a um método amigável e respeitador.

A técnica de grupos focais é também utilizada para explorar normas sociais, desde as mais abrangentes como normas culturais até a normas mais específicas como rotinas de utilização de serviços de saúde. Como exemplo do uso de grupo focais pode-se mencionar a investigação realizada para compreender as crenças normativas face à incontinência urinária de diferentes grupos étnicos no sul dos Estados Unidos da América (EUA) (Siddiqui, Ammarell, Wu, Sandoval & Bosworth, 2016). Dados epidemiológicos demonstram que a incontinência urinaria (IU) afeta até 45% da população feminina nos EUA, contudo entre as mulheres com IU, 70% das mulheres caucasianas comparativamente a apenas 16% das hispânicas, 6% das afro-americanas, e 5% das asiáticas admitem procurar ajuda. A finalidade do estudo foi assim identificar e comparar as crenças normativas sobre IU e destacar pontos de intervenção com potencial para aumentar o tratamento de IU entre grupos étnicos. Foram realizados grupos focais com mulheres caucasianas, hispânicas e afro-americanas separadamente, e estratificou-se entre aquelas que tiveram IU e aquelas que não tiveram. Em todos os grupos focais foi colocado o mesmo conjunto de perguntas sobre como a IU é discutida entre familiares e amigos dentro da comunidade étnica mais abrangente, e sobre o que haviam aprendido por meio dos *media*. Essas perguntas foram seguidas de perguntas sobre o comportamento geral de procura de serviços de saúde e depois mais especificamente sobre a procura de cuidados de saúde para a IU. A análise dos dados consistiu numa análise temática comparativa (Siddiqui et al., 2016).

Adicionalmente, os grupos focais podem ser utilizados no campo da investigação, mas também da intervenção em saúde pública para identificação de problemas, planeamento de projetos, avaliação e monitorização da sua implementação. Ao nível da identificação de problemas utilizam-se frequentemente grupos focais com o objetivo de avaliar necessidades, identificar oportunidades e gerar hipóteses e novas ideias. Ao nível do planeamento de projetos, as discussões em grupo podem incidir sobre o planeamento e desenvolvimento de intervenções ou sobre o desenvolvimento de novos produtos e materiais. Os grupos focais são também úteis na monitorização e avaliação, nomeadamente ao nível da monitorização da adequação da implementação de componentes de intervenção em saúde pública, campanhas de saúde, inovações de serviços, entre outros, e das reações e respostas das comunidades e indivíduos às ações desenvolvidas, sendo possível captar no contexto do grupo focal a direção das reações (p. ex. positiva ou negativa), bem como a intensidade das mesmas. Os grupos focais podem também ser úteis para a avaliação do processo e dos impactos de uma intervenção, ou a solução de problemas quando os participantes são incentivados a apontar aspetos críticos, apresentar sugestões ou criar novas ideias para estratégias, políticas ou intervenções de saúde.

Uma das principais vantagens desta técnica de recolha de dados tem a ver com o facto de ser um meio de expressão coletiva e de construção de relação (Creswell & Creswell, 2018; Dias & Gama, 2018). Neste sentido, a dinâmica do grupo estimula as ideias dos indivíduos. Os participantes envolvem-se na discussão e comunicam uns com os outros, em vez de direcionarem as suas respostas e comentários para o investigador. A dinâmica de grupo gerada contribui para uma menor distância psicológica entre os participantes, uma diminuição das barreiras entre estes e o moderador, bem como para a eliminação de muitas das atitudes defensivas que algumas questões podem provocar. Outra vantagem da técnica de grupos focais é que os participantes não são apenas objeto de estudo, mas são sujeitos ativos no processo, dando-se prioridade ao que os participantes hierarquizam como mais importante e potenciando a sua capacidade para direcionar a conversação segundo os seus interesses.

No decorrer de um grupo focal podem surgir tópicos, ideias e tomadas de consciência que provavelmente não surgiriam se a discussão fosse guiada pelas hipóteses e interpretações do moderador. O investigador, por sua vez, decide o que necessita ouvir dos participantes. Nesta perspetiva existe uma comunicação contínua entre o investigador-moderador e os participantes, que permite 'ligar' o mundo do investigador e o mundo dos participantes. De forma mais específica, os grupos focais permitem conhecer a linguagem, os conceitos e as terminologias utilizadas pela população em estudo, os modelos cognitivos e emocionais dos participantes, bem como os processos e mecanismos complexos de produção dos significados relacionados com os conhecimentos, perceções, atitudes e comportamentos. Os grupos focais permitem também identificar discrepâncias entre o conhecimento, as atitudes e as práticas atuais dos participantes, sendo assim eficaz na identificação de obstáculos que impedem ou desencorajam os indivíduos a aderir a determinados comportamentos de saúde. Outro aspeto relevante associado aos grupos focais é que a interação que se estabelece entre os participantes facilita a abertura e a partilha de experiências pessoais – os indivíduos sentem-se mais confortáveis para exprimir as suas opiniões no contexto de grupo do que em privado. Nas discussões em grupo é dada relevância aos aspetos cognitivos e emocionais que estão em jogo quando o indivíduo constrói a sua realidade social. A interação entre os vários elementos de um grupo focal permite ainda ao investigador analisar diferentes perspetivas equacionadas pelos participantes como se elas ocorressem numa rede social real (Green & Thorogood, 2014). Neste sentido, os desacordos e contradições que surgem na discussão levam a que os indivíduos façam uma análise crítica mais profunda dos seus comentários e dos comentários dos restantes membros do grupo. Adicionalmente, esta é uma técnica considerada relativamente económica.

Por outro lado, atendendo a que se trata de uma técnica de recolha de dados realizada em grupo, a principal desvantagem dos grupos focais é o possível efeito da interação do grupo nas contribuições individuais. As discussões em grupo podem inibir a exploração de temas mais profundos e sensíveis, e restringir a partilha de informações pessoais ou confidenciais (Creswell & Creswell, 2018). Adicionalmente, dada a natureza de exposição inerente a esta técnica, as discussões em grupo podem inibir a partilha de opiniões individuais divergentes, ou seja, não

consensuais com as da maioria do grupo (Creswell & Creswell, 2018). Neste contexto existe uma maior probabilidade de as respostas dos participantes serem enviesadas pela pressão para o conformismo com as normas do grupo ou pela necessidade de se autoapresentarem de uma forma socialmente desejável. Para reduzir estes potenciais efeitos, a atitude e as competências do moderador têm um papel fundamental. De forma global, a técnica de grupos focais deve ser evitada quando:
- se pretende alcançar um consenso;
- os participantes se sentem desconfortáveis uns com os outros;
- o tópico de interesse para o investigador não é um tópico sobre o qual os participantes estão dispostos a discutir;
- não é possível garantir a confidencialidade de informações sensíveis;
- existe a possibilidade de ocorrência de "dinâmicas de poder" ou domínio de apenas de uma posição ou perspetiva (quando um participante se destaca e os restantes participantes simplesmente concordam com o que essa pessoa diz em vez de expressar a sua própria opinião);
- outras técnicas de recolha de dados podem produzir informação com melhor qualidade.

Observação

A técnica de observação consiste em recolher de forma sistemática e intencional impressões sobre eventos, ações, experiências, tal como vivenciados pelos participantes e sem qualquer construção por parte dos que estão envolvidos (observador e participantes observados) (Given, 2008). Assim, a principal finalidade da observação é registar fenómenos sociais de forma direta e prospetiva, procurando obter uma descrição da situação ou problemática em estudo, incluindo uma descrição das atividades dos participantes (Creswell & Creswell, 2018).

Esta técnica é particularmente útil quando a investigação procura envolver diversos atores, quando a compreensão da comunicação não-verbal é importante ou quando as consequências do comportamento observado são um ponto central do estudo. A observação é também uma técnica adequada para compreender um contexto sociocultural e para triangular dados obtidos através de outras técnicas (p. ex. entrevista, análise documental) com vista a melhor compreender 'o que as pessoas

dizem e ver o que as pessoas fazem'. Neste contexto, esta técnica deve ser utilizada particularmente quando:
- o tópico de investigação é pouco estudado e existe conhecimento insuficiente para explicar o comportamento das pessoas num cenário particular;
- é importante estudar o fenómeno no seu contexto natural e compreender o contexto de forma detalhada;
- os dados reportados pelos participantes (o que dizem que fazem) são provavelmente diferentes do seu comportamento atual (o que realmente fazem).

Um exemplo clássico de estudo com recurso à observação é descrever o desenvolvimento de um evento e as interações naturais entre as pessoas enquanto ocorre. Por exemplo, o estudo do trabalho de equipa de prestadores de cuidados de saúde de emergência no transporte de doentes, em que o investigador acompanha a equipa na ambulância e observa as componentes de comunicação e execução de tarefas, sem interferir com as práticas. Neste contexto, um estudo observacional pode revelar rotinas e procedimentos de gestão quotidiana, permitindo compreender processos de tomada de decisão e identificar estratégias utilizadas pelos profissionais para lidar com o *stress*.

A técnica de observação implica um conjunto de ações que visam explorar condições e pressupostos através do confronto com dados observáveis, envolvendo uma identificação cuidadosa e uma descrição minuciosa dos processos de interação humana baseadas na observação visual e auditiva (Marshall & Rossman, 2016).

Existem diferentes abordagens de observação, principalmente a observação: participante e não participante, direta e indireta, estruturada e não estruturada (Bowling, 2014; Flick, 2014).

De forma sintética, no tipo de observação participante, o investigador-observador contacta com um grupo de indivíduos e participa nas suas atividades, observando os fenómenos e interações que são importantes para o seu estudo. A observação participante implica que o observador tenha alguma intervenção no contexto que pretende estudar (Guest & Namey, 2015). Esta abordagem é muito comum nos estudos fenomenológicos e etnográficos e basicamente consiste na inserção do investigador no grupo observado, tornando-se parte dele, interagindo por longos períodos com os sujeitos, e procurando partilhar o seu quotidiano. Um exemplo de observação participante é, enquanto estagiário num serviço de saúde, o investigador observar o atendimento dos profissionais de saúde a utentes idosos para compreender as dificuldades sentidas pelos profissionais de saúde e pelos idosos ao nível da comunicação, da prestação de cuidados de saúde e da adesão aos tratamentos, bem como conhecer as estratégias adotadas para ultrapassar essas dificuldades.

Por seu lado, na observação não participante, o investigador-observador observa simplesmente as atividades sem ter qualquer tipo de envolvimento (Creswell & Creswell, 2018). Um exemplo de observação não participante é a observação de técnicos farmacêuticos no exercício das suas funções em contexto de farmácia comunitária para compreender questões como a dinâmica e rotinas do seu trabalho ou as dificuldades sentidas na logística e no atendimento à comunidade.

O tipo de observação direta permite observar o fenómeno ou comportamento no momento e local em que ocorre, e tal como ocorre. A observação indireta permite observar o fenómeno ou comportamento depois de ocorrido (através de, por exemplo, gravações), bem como os seus efeitos ou resultados (Flick, 2014).

A observação estruturada permite ao investigador identificar antecipadamente quais os comportamentos a observar e a registar, enquanto que na observação não estruturada não é colocada nenhuma restrição em relação ao que o observador poderá anotar – todo o comportamento referente ao fenómeno em estudo é monitorizado (Given, 2008).

Em qualquer modalidade de observação, o investigador procede à recolha de dados para obter determinadas informações sobre comportamentos, práticas, processos, resultados, impactos, etc. A recolha dos dados é frequentemente efetuada através de um guião de observação, podendo, se adequado, basear-se em indicadores previamente definidos. A eficácia desta técnica de recolha de dados depende da capacidade do investigador em captar informação através dos sentidos, julgá-la sem interferências e registá-la com fidelidade. Um aspeto importante é que o investigador-observador deve sempre considerar a influência da sua presença nos resultados da observação. Assim, a técnica da observação requer um conjunto de requisitos relevantes, nomeadamente um sistema de classificação muito bem definido, a formação adequada e específica dos investigadores para recolher dados através desta técnica, a supervisão durante o trabalho de campo e os procedimentos de verificação periódica para determinar a qualidade das observações realizadas.

As vantagens da técnica de observação incluem permitir um contacto direto com os participantes e possibilitar o registo de informação sobre o fenómeno em estudo quando e como ocorre. Neste sentido é bastante útil na exploração de tópicos sobre os quais os participantes têm desconforto em falar e, nesse sentido, o investigador não tem de lidar com as dificuldades dos indivíduos em responder a questões. A técnica da observação promove um conhecimento do tópico mais aprofundado e numa visão mais abrangente (não apenas com base nos discursos dos participantes, mas também nas suas ações e contexto), fornecendo novas ideias e perspetivas sobre o que está a ser observado (Flick, 2014).

Por outro lado, como principais desvantagens desta técnica mencionam-se, além do elevado custo associado, o facto de a observação poder ser uma técnica intrusiva e surgirem alguns obstáculos no estabelecimento da comunicação e da relação com os participantes. Por vezes pode ocorrer uma mudança no comportamento dos participantes quando sabem que estão a ser observados. A condução de uma observação de forma fiável pode tornar-se difícil, principalmente quando se trata da recolha de dados sobre comportamentos que envolvem alguma complexidade. Devido aos procedimentos inerentes à recolha de dados por esta técnica, em alguns casos o investigador pode perder alguma informação do que está a ser observado enquanto tira notas. Como já mencionado, a utilização desta técnica também implica que o investigador tenha boas competências de observação. A redução da potencial interferência do investigador-observador no comportamento do sujeito observado exige uma formação intensiva do observador. Também é importante para o investigador saber lidar com a potencial frustração quando os sujeitos observados não agem de forma sincera. A própria integração do investigador-observador pode ser difícil ou demorada. Por outro lado, a integração do investigador-observador pode ser tão elevada que pode dificultar a sua perspetiva de observador externo.

Análise Documental

A análise documental consiste numa operação ou conjunto de operações que visam representar o conteúdo de um documento numa forma diferente do original com vista a facilitar a sua posterior consulta e referenciação (Bardin, 2016). Trata-se de um procedimento sistemático de revisão ou avaliação de documentos relacionados com o tema que requer por parte do investigador uma análise e interpretação a fim de se obter significado, compreensão e desenvolver conhecimento empírico (Bowen, 2009; O'Leary, 2014).

O documento constitui um material em qualquer suporte (impresso ou informático) que contem informação, constituindo uma unidade que servirá para consulta ou estudo. Existem vários tipos de documentos, nomeadamente documentos públicos (registos oficiais de entidades ou instituições como relatórios anuais, planos estratégicos, manuais de procedimentos, entre outros; regulamentos, legislação, normas, pareceres, contratos; arquivos públicos; imprensa, incluindo jornais, revistas, anuários; literatura; estatísticas), documentos pessoais (correspondência, memorandos, emails, diários pessoais, agendas, crónicas, autobiografias), mas também documentação iconográfica, fotográfica ou fonética.

O material documental pode servir vários propósitos, como fornecer dados sobre o contexto em que os participantes operam ou o fenómeno ocorre, ou uma visão histórica do evento. A informação contida nos documentos pode também sugerir questões que precisam de ser perguntadas e situações que precisam de ser observadas como parte da investigação (Bowen, 2009). Por exemplo, no contexto da avaliação em saúde, a análise de documentos permite melhor compreender o programa ou organização que se está a avaliar e pode ajudar a desenvolver outros instrumentos de recolha de dados (formular questões para entrevistas, questionários, grupos focais ou desenvolver um guião de observação). Adicionalmente, os documentos podem fornecer dados suplementares de investigação para triangulação de dados recolhidos através de outras técnicas (entrevistas, observação). Os documentos podem também ser analisados com o intuito de verificar os resultados da investigação ou corroborar evidências com base em outras fontes (Bowen, 2009).

Um exemplo da aplicação da análise documental é a utilização desta técnica para compreender a implementação de um modelo de cuidados de saúde primários. Neste contexto poderá ser reunida e analisada a informação disponível sobre o assunto, nomeadamente relatórios técnicos de instituições internacionais, legislação e diretivas nacionais, programas de saúde que regulam e orientam o desenvolvimento dos cuidados de saúde primários, bem como relatórios de avaliação e evidência científica disponível sobre a temática. Outro exemplo de estudo com recurso à análise documental é, no campo das políticas em saúde, compreender de que forma a noção de Equidade é integrada nos documentos orientadores de políticas de saúde pública (Pinto et al., 2012). Neste contexto, a análise dos documentos permite identificar a referência ou ausência do termo "equidade", bem como os diferentes conceitos de equidade utilizados, a integração da promoção da equidade/redução das iniquidades nos objetivos das políticas e apresentação de estratégias para os alcançar.

Cada documento deve ser analisado como um todo, quer através de uma análise interna para um entendimento do sentido exato do conteúdo do documento, quer através de uma análise externa que possibilita o esclarecimento do contexto e impacto social do documento (Flick, 2014). De forma global, para analisar de forma pormenorizada o conteúdo de um documento pode-se recorrer a técnicas clássicas, de análise em profundidade, ou a técnicas modernas, extensivas e quantitativas. Ao nível das técnicas modernas de análise de documentos, a análise semântica é uma opção frequente. Esta consiste numa análise literária dos textos, procurando analisar a frequência de utilização de certos vocábulos (Bardin, 2016).

Outra técnica moderna de análise de documentos mais comummente utilizada em investigação em saúde pública é a análise de conteúdo (abordada em maior detalhe no Capítulo 4). Resumidamente, a análise de conteúdo visa isolar, de um conjunto de textos, as linhas mestras e as tendências que lhe dão sentido, bem como identificar a frequência de certos temas ou as referências mais ou menos numerosas a determinados assuntos. A análise de um documento pode realizar-se ao nível manifesto ou ao nível latente. Numa análise ao nível manifesto, o investigador descreve o que o participante 'disse', baseia-se no texto, utiliza as palavras e expressões originais e descreve os elementos visíveis e óbvios do texto (Berg & Lune, 2014). Em contraste, uma análise ao nível latente expande-se a um nível interpretativo em que o investigador procura compreender o significado subjacente ao texto, isto é, o que o participante 'pretendeu dizer' (Berg & Lune, 2014).

De forma geral, a análise documental constitui uma técnica não intrusiva e muito prática de obter dados sem a interferência do investigador. Na verdade, os documentos têm um conjunto de atributos que os tornam vantajosos no processo de investigação. A inexistência de obstrução ou reatividade por parte dos documentos leva a que não sejam afetados pelo processo de investigação e a que não possam ser influenciados pelo investigador. O facto de a presença do investigador não alterar o conteúdo dos documentos confere-lhes estabilidade e permite sucessivas revisões. Muitas vezes, os documentos contêm exatidão de dados (nomes, referências, detalhes) que permite obter um conhecimento mais completo sobre o fenómeno em estudo. Em muitos casos existe uma abundância de fontes documentais (diferentes tipos de documentos sobre diversos contextos e eventos), e elevada disponibilidade (p. ex. *internet*). Para algumas questões de investigação, os documentos são a única fonte de dados disponível (p. ex. eventos sobre os quais a informação está apenas registada em documentos, sem testemunhas vivas). A análise documental permite ao investigador apreender um nível de conhecimento sobre o fenómeno muito mais amplo do que aquele que conseguiria obter diretamente (p. ex. através da recolha de dados originais), bem como identificar mudanças de padrões ao longo do tempo (alguns documentos cobrem longos períodos de tempo) e conhecer a linguagem dos sujeitos. Trata-se de uma técnica eficiente pois permite poupar tempo de registo que outros meios exigem (requer seleção de dados em vez de recolha de dados), o que se traduz em rapidez na recolha de dados e em custos reduzidos (Creswell & Creswell, 2018). Torna-se particularmente eficiente quando o problema de investigação necessita de dados que se encontram muito dispersos pelo espaço (p. ex. seria impraticável um investigador percorrer todo o território de um continente para recolher dados sobre a população, sendo neste caso expetável que recorra a dados já recolhidos). Simultaneamente, a análise documental é custo-efetiva na medida em que os custos de pesquisa e recuperação de documentos/informação são menores do que os custos de produção/recolha de novos dados. A utilização desta técnica também não requer competências interativas do investigador, tão necessárias no trabalho de campo qualitativo.

No entanto, a análise documental possibilita apenas uma perspetiva específica, e por vezes limitada, do objeto de estudo. Os documentos são muitas vezes gerados com um propósito diferente do da investigação em curso e por isso podem não fornecer informação suficientemente detalhada para responder à questão de investigação. Adicionalmente, o investigador pode apenas analisar o material que está disponível, acontecendo frequentemente que alguns documentos são de difícil acesso ou mesmo inacessíveis. Também a informação contida nos documentos recolhidos pode estar desorganizada, desatualizada, incompleta, imprecisa ou ilegível. Neste contexto, as atividades de recolher, rever e analisar os documentos podem tornar-se demoradas, podendo implicar processos complexos de transformação de dados (p. ex. pode exigir um registo ótico, a inserção de dados em suporte digital ou a produção de um documento secundário) (Creswell & Creswell, 2018). De facto, existem potenciais riscos associados a uma análise documental, nomeadamente seletividade enviesada (uma recolha incompleta de documentos), ameaças à confiabilidade (reduzida representatividade dos documentos) e ameaças à validade (carência de autenticidade dos documentos). Um outro desafio na análise de documentos é concetualizar as relações entre conteúdos explícitos, significados implícitos e o contexto dos fenómenos e processos em estudo.

De forma sintetizada apresentam-se as principais vantagens e desvantagens das técnicas descritas no Quadro 10.

Quadro 10 – Vantagens e desvantagens de diferentes técnicas de recolha de dados

Técnica	Vantagens	Desvantagens
Entrevista – Face-a-Face – Telefone – Correio eletrónico – *Chat rooms*	– Permite aos investigadores obter informação aprofundada por parte de 'peritos' no assunto em estudo; – Propensa a captar as opiniões pessoais e valores dos indivíduos, mais do que crenças e valores sociais; – Facilidade em estabelecer um ambiente de confiança e uma relação interpessoal; – Útil quando os participantes não podem ser diretamente observados no seu contexto; – Permite ao investigador um certo grau de controlo sobre as questões que pretende colocar.	– Fornece informação indireta filtrada através da visão dos entrevistados; – A informação recolhida é por vezes descontextualizada; – A fluência e perceção dos vários participantes pode ser desigual.
Grupo focal	– Permite reunir um conjunto abrangente de perspetivas sobre um determinado tópico; – Incentiva a interação entre participantes e a dinâmica de grupo estabelecida estimula a discussão; – Possibilita identificar áreas de consenso e de discordância; – Permite explorar perguntas não previstas e obter informação que não está limitada à conceção prévia do investigador; – O contexto descontraído e de confiança favorece a expressão de opiniões.	– Exige experiência na moderação de grupos de discussão; – As discussões podem ser desviadas ou dominadas por alguns participantes; – Os comentários individuais dos participantes têm de ser interpretados no contexto do grupo. Esta técnica é apropriada para explorar normas sociais, e não tanto perspetivas individuais; – Pode ser difícil gerir polémicas ou opiniões contrárias durante a discussão.

Técnica	Vantagens	Desvantagens
Observação – Participante – Não participante – Direta – Indireta – Estruturada – Não estruturada	– Experiência de proximidade com o participante; – Registo da informação sobre o fenómeno quando e como este ocorre; – Útil na exploração de tópicos que os participantes sentem desconforto em falar.	– Pode ser intrusivo; – Algumas informações privadas podem ser observadas sem poderem ser registadas; – Exige elevado nível de competências para a observação; – Alguns participantes (p. ex. crianças) podem requerer maior esforço no estabelecimento de relação ou na comunicação.
Análise Documental – Documentos públicos – Documentos privados	– Permite obter informações sobre fenómenos após longos períodos de tempo da sua ocorrência; – Permite estudar o fenómeno a partir da própria expressão, linguagem ou semântica dos sujeitos envolvidos ou dos autores dos documentos; – Recolha de dados não intrusiva que possibilita obter novas perspetivas sobre o fenómeno (processos, realidades sociais em contextos individuais e institucionais); – Obtenção de dados com menor custo e maior rapidez.	Os documentos a analisar podem: – Estar protegidos, indisponíveis ou ser de difícil acesso ao investigador; – Estar incompletos; – Carecer de autenticidade e rigor; – Exigir um registo ótico ou a inserção de dados para suporte digital.

3.2. Planeamento e organização da recolha de dados

Neste subcapítulo é abordado o processo de recolha de dados, nomeadamente a fase de planeamento e de preparação do trabalho de terreno atendendo à técnica escolhida para a recolha dos dados.

Planeamento e preparação da recolha de dados por entrevista ou grupo focal

Na fase inicial de planeamento de uma entrevista ou grupo focal é essencial especificar o que se pretende apreender, quem deverão ser os participantes e como é que estes serão selecionados e recrutados. Neste âmbito é importante definir os critérios de seleção que sejam relevantes para o estudo. Também nesta fase se deve refletir e decidir sobre o número de entrevistas ou grupos focais que é conveniente realizar, bem como o número de participantes a incluir (abordado no Capítulo 2). De forma genérica salienta-se que a definição do número de participantes depende dos dados a recolher, mas também das condições logísticas e dos recursos disponíveis para a recolha e análise dos dados, devendo ter em conta que este número não tem de ser extenso ou exaustivo. Um critério muitas vezes utilizado para se definir o número de participantes é o da saturação, em que se incluem participantes no estudo até ao momento em que os novos dados obtidos deixam de acrescentar valor ao material até então recolhido (Salazar et al., 2015).

No planeamento de grupos focais existem critérios adicionais que se devem ter em conta. Embora não haja uma regra rígida considera-se adequado incluir entre 6 e 12 participantes, dependendo do tema a discutir, da própria composição de cada grupo e atendendo a que todos os elementos devem ter oportunidade de participar na discussão (Krueger & Casey, 2015). No processo de constituição de grupos é necessário ponderar que tipo de grupos será mais favorável para a discussão – grupos naturais ou grupos construídos/artificiais. Os grupos naturais são grupos preexistentes, em que normalmente os membros já se conhecem e têm uma relação de confiança (p. ex. equipa multidisciplinar de profissionais de saúde numa clínica, turma de alunos). Um desafio na condução de discussões com estes grupos é que pode existir uma hierarquia formal ou informal e uma dinâmica conhecida ou desconhecida para o moderador que podem impedir uma discussão aberta e espontânea sobre os temas (Freeman, 2006; Krueger & Casey, 2015). Estes grupos podem também partilhar conhecimentos e experiências semelhantes, proporcionando informação pouco enriquecedora em termos de variedade de perspetivas (Flick, 2014). Por sua vez, os grupos construídos são organizados no âmbito da investigação e os participantes não se conhecem previamente. A condução de discussões com este tipo de grupo é útil quando se pretende minimizar o potencial de conformidade no grupo. Na verdade, os participantes provavelmente não se encontrarão novamente e por isso terão menos custos pessoais ao expressarem visões divergentes, podendo assim ser mais propensos a partilhar as suas opiniões e perspetivas de forma mais sincera. No entanto, um desafio na condução destes grupos advém exatamente do facto de os participantes não se conhecerem e poderem ficar desconfortáveis uns com os outros (Leask, Hawe & Chapman, 2001). Outro critério que define a composição dos grupos e que deve ser considerado é a sua homogeneidade ou heterogeneidade. Em grupos homogéneos, os elementos apresentam uma história ou experiência semelhante, conhecimento sobre o tópico de investigação ou caraterísticas sociodemográficas comuns (p. ex. idade, sexo, nível educacional, ocupação, etnia, entre outras). A organização de grupos focais homogéneos pode proporcionar uma sensação de segurança e de identificação, estimulando assim a participação individual. É particularmente adequado para discussões sobre tópicos sensíveis ou com grupos socialmente excluídos (que se podem sentir diminuídos num grupo heterogéneo) (Liamputtong, 2011). No entanto, neste tipo de grupos pode gerar-se um pensamento de grupo único, não permitindo apreender os aspetos divergentes e as especificidades individuais dos seus elementos. Em contraste, nos grupos heterogéneos os elementos diferem em termos de historial, experiências e caraterísticas relevantes para a investigação (p. ex. utentes e não utentes de um serviço) (Liamputtong, 2011). Neste contexto é possível obter uma diversidade de perspetivas sobre a questão central de investigação. Contudo, a diversidade dentro destes grupos pode levar a divisões, confrontos indesejados ou inibições a expressar opiniões divergentes das de outros membros. Assim, o mais recomendável é constituir grupos homogéneos em termos das suas caraterísticas sociodemográficas e culturais (que facilitem o desenvolvimento da dinâmica de grupo), mas que possam representar uma heterogeneidade de opiniões e perspetivas.

Na fase de planeamento é também elaborado o guião de entrevista ou de grupo focal que servirá de base para conduzir a recolha dos dados. Assim, os tópicos e as questões a explorar na entrevista ou grupo focal devem ser preparados atendendo à sua adequação ao objetivo do estudo, ao tempo de entrevista ou grupo focal e às características dos

participantes. O guião deve estar estruturado fundamentalmente nas seguintes seções:
- Cabeçalho: para registo do código da entrevista/grupo focal, data, local, duração, nome do entrevistador/moderador, e dados sociodemográficos do entrevistado/participantes se aplicável);
- Introdução: apresentação do entrevistador/moderador, do estudo e do tema a abordar, bem como indicação dos procedimentos (regras de participação, papel do entrevistador/moderador, utilização de gravador), dos direitos dos participantes (confidencialidade, anonimato, entre outros) e solicitação do consentimento;
- Perguntas primárias: principais perguntas sobre o tema, tendencialmente abertas, podendo ser não-dirigidas (p. ex. *"Como se sentiu tratado na receção do hospital?"*) ou, se aplicável, dirigidas (p. ex. *"Sentiu-se bem tratado na receção do hospital?"*). Gradualmente deve-se passar de perguntas gerais para mais específicas.
- Perguntas secundárias (*probe questions*): perguntas que se baseiam nas respostas anteriores e que permitem aprofundar os temas abordados ou dirigir os participantes para subtemas que necessitam de ser também explorados. Pode utilizar-se este tipo de perguntas para esclarecer ideias (p. ex. *"O que quis dizer exatamente com 'xxx'?"*), para avaliar (p. ex. *"Quão positivo diria que foi?"*), para compreender o propósito (p. ex. *"Porque tomou essa decisão?"*), para desenvolver assuntos (p. ex. *"Pode falar-me um pouco mais sobre essa experiência?"*), para explorar emoções (p. ex. *"E o que sentiu?"*), para completar ideias (p. ex. *"quer acrescentar mais alguma coisa?"*) ou para explorar sobre fatores associados ao fenómeno (p. ex. *"E a sua reação é diferente consoante...?"*).
- Finalização: agradecimento aos participantes.

De forma ilustrativa apresenta-se um guião de entrevista semiestruturada no Quadro 11.

Quadro 11 – Exemplo de Guião de entrevista semiestruturada

Guião de entrevista: Profissionais de saúde envolvidos no programa da Toma de Observação Direta em Doentes com Tuberculose

INTRODUÇÃO

Objetivos das entrevistas:
- Explorar as perceções e opiniões dos profissionais sobre o programa
- Avaliar se o programa foi implementado como pretendido
- Avaliar os processos de implementação, incluindo as alterações ao longo do tempo

Local: _____ Entrevistador: _____ Data: _____
Hora de início da entrevista: _____ Hora de fim da entrevista: _____

Características do participante (a ser preenchido antes da entrevista)
Género: _____ Idade: _____
Há quanto tempo trabalha neste centro/instituição? _____ anos/meses
Há quanto tempo trabalha com doentes com Tuberculose? _____ anos/meses

Dê as boas vindas e agradeça ao participante a disponibilidade para a entrevista.
Apresente-se e explique a razão da sua visita.
Explique o objetivo e o modelo da entrevista, consentimento informado e confidencialidade.

Exemplos:
Olá, <u>o meu nome é</u> _____. Muito obrigada por ter aceitado falarmos hoje. Tal como já referi, <u>eu gostaria de compreender</u> as suas perspetivas e opiniões sobre o serviço de cessação tabágica no seu serviço, particularmente em relação ao programa dirigido a doentes com Tuberculose para deixarem de fumar. <u>Vou colocar-lhe algumas questões</u>, às quais é livre de responder da forma como desejar. Por favor, sinta-se à vontade de aprofundar qualquer dos assuntos mencionados. Se alguma pergunta não estiver clara para si, por favor sinta-se à vontade de me pedir para explicar. <u>Gostaria de gravar a entrevista</u>, de modo a não perder nenhuma parte do seu discurso, mas o seu nome não constará em nenhum documento nem na gravação. <u>As suas respostas permanecerão confidenciais</u>. Autoriza que grave a nossa conversa?

Olá, eu sou _____. Como já é do seu conhecimento, <u>nós estamos a conduzir um estudo</u> em colaboração com o Programa Nacional para a Tuberculose sobre a prestação de suporte a fumadores *com Tuberculose que desejam deixar de fumar. <u>Foi envolvido(a) neste estudo</u> como um dos facilitadores da Toma de Observação Direta neste serviço. Recebeu formação sobre a utilização do manual informativo e o aconselhamento a doentes para deixarem de fumar. <u>Gostaríamos de lhe colocar algumas questões</u> sobre as consultas de cessação tabágica no seu serviço, com particular destaque para as suas perspetivas acerca do suporte comportamental a doentes com Tuberculose para que deixem de fumar. Agradecemos desde já o tempo que nos dispensa. <u>A nossa conversa demorará cerca de 45 minutos e tudo o que for dito será confidencial e tratado de forma anónima. Gostaria de gravar esta entrevista</u> para o projeto, mas o seu nome não será usado. Caso concorde, irei agora ligar o gravador. Se desejar terminar a entrevista em qualquer altura, diga-me, e terminarei a entrevista, sem quaisquer consequências negativas para si. <u>Quer colocar algumas questões antes de começarmos?</u>*

TÓPICOS/QUESTÕES

Experiência em geral

Gostaria de começar por lhe perguntar o que pensa sobre o programa de promoção da Toma de Observação Direta em geral.

1. Qual a sua opinião relativamente ao programa?

Manual informativo

Para a implementação do programa recebeu previamente formação, assim como um manual informativo. Gostaria de saber o que pensa acerca do manual.

2. Costuma usar o manual informativo com todos os novos doentes com Tuberculose?
   - O que pensa sobre o facto de o programa ser usado no seu serviço?
   - Pode justificar a sua opinião?
   - Poderia descrever como é que usa esse manual informativo?
   - Com quem é que o usa?
   - Que razões o levam a usar/não usar o manual informativo com alguns doentes?
   - Qual a sua opinião relativamente ao manual informativo?
     – Imagens; textos no verso; tamanho e dimensões do manual (é fácil de manusear durante a consulta?)
   - O que pensa sobre as mensagens de saúde e as recomendações relativas à Tuberculose no manual informativo?
   - Qual a sua opinião relativamente às mensagens para a cessação tabágica que constam no manual informativo?

3. Como é que os doentes têm reagido ao manual informativo e aos conselhos de saúde para a Tuberculose?
   - Existem muitas diferenças entre doentes?

– Por: género; meio rural/urbano; diferentes níveis de formação/educação; diferentes profissões; diferentes classes sociais/contextos; religião; diferentes idades; com outras doenças diferentes além da Tuberculose (doenças preexistentes)

Perceções de utilidade/efetividade
Vamos falar um pouco mais sobre o tabaco e os doentes com Tuberculose.
4. Costuma perguntar aos doentes sobre o seu consumo de tabaco durante o aconselhamento?
   - Que razões o levam a perguntar/não perguntar a determinados doentes?
5. Quando é que costuma perguntar aos doentes acerca do seu consumo de tabaco?
   - Como se sente relativamente a perguntar sobre o consumo de tabaco a doentes com Tuberculose?
   - Sente-se de maneira diferente quando pergunta a diferentes doentes?
     – Por: género; meio rural/urbano; diferentes níveis de formação/educação; diferentes profissões; diferentes classes sociais/contextos; religião; diferentes idades; com outras doenças diferentes além da Tuberculose (doenças preexistentes)
6. O programa pretende apoiar doentes com Tuberculose que desejam deixar de fumar. Como é que os doentes têm reagido à informação sobre o tabaco e o aconselhamento que lhes fornece?
   - Existem diferenças entre doentes?
     – Por: género; meio rural/urbano; diferentes níveis de formação/educação; diferentes profissões; diferentes classes sociais/contextos; religião; diferentes idades; com outras doenças diferentes além da Tuberculose (doenças preexistentes)
   - Quem é que costuma reagir assim? Por que razão é que reagirão assim?
   - O que acha que pode afetar a capacidade do doente para deixar de fumar?
   - O que têm dito os doentes acerca das potenciais dificuldades em deixar de fumar? (relativamente a):
     – Hábitos tabágicos de outros membros da família; Preço do tabaco; Onde o tabaco é vendido (perto); Exposição indireta ao fumo do tabaco no local de trabalho ou dentro de casa.
   - Quem mencionou dificuldades? Porque acha que responderam desta forma?
   - Existem diferenças entre doentes?
     – Por: género; meio rural/urbano; diferentes níveis de formação/educação; diferentes profissões; diferentes classes sociais/contextos; religião; diferentes idades; com outras doenças diferentes além da Tuberculose (doenças preexistentes)
   - Quais são as suas preocupações?
     – O consumo de tabaco: na família; entre amigos; no trabalho; em situações sociais
     – Receio de deixar de fumar ou de efeitos secundários

– Não saber como deixar
7. Numa perspetiva futura, o que acha que é necessário para tornar a cessação tabágica mais fácil para os doentes?
- É o mesmo para todos os doentes, ou existem diferenças?
    – Por: género; meio rural/urbano; diferentes níveis de formação/educação; diferentes profissões; diferentes classes sociais/contextos; religião; diferentes idades; com outras doenças diferentes além da Tuberculose (doenças preexistentes)

Contexto

O programa de cessação tabágica está a decorrer na sua clínica. Gostaria de lhe colocar algumas questões sobre o seu ambiente de trabalho e o seu dia de trabalho na clínica.
8. Já pediu a algum colega para prestar suporte comportamental, por exemplo, quando não pode vir trabalhar?
- Forneceu o manual informativo a esses colegas para o utilizarem? Pode descrever algumas experiências?
9. Como integra e avalia o programa como parte da sua rotina diária de trabalho?
- Qual a sua opinião sobre as condições para a integração do programa na sua rotina diária de trabalho, nomeadamente em relação a:
    – Tempo; espaço; privacidade; supervisores/responsáveis pelo suporte; duração da sessão com o manual informativo.
- Que mudanças na sua prática diária planeia fazer nos próximos meses relativas à prestação de suporte comportamental, se é que pretende fazer algumas?
10. Tem mais alguma coisa que gostasse de acrescentar?

CONCLUSÃO

Brevemente resuma os principais pontos, receba a opinião do participante sobre se capturou todos os pontos-chave e clarifique alguma questão que tenha ficado por esclarecer.

Compare inconsistências e aplique estratégias de resolução de problemas se necessário.

Pergunte e responda a quaisquer perguntas que o participante possa ter.

Reforce que a informação partilhada irá manter-se confidencial e anónima.

Informe o participante que a informação que forneceu poderá contribuir para ajudar outras pessoas e melhorar o serviço de cessação tabágica. Agradeça ao participante pela sua importante contribuição.

Adaptado de: Boeckmann, M., Nohavova, I., Dogar, O., Kralikova, E., Pankova, A., Zvolska, K., Huque, R., Fatima, R., Noor, M., Elsey, H., Sheikh, A., Siddiqi, K., & Kotz, D. (2018). Protocol for the mixed-methods process and context evaluation of the TB & Tobacco randomised controlled trial in Bangladesh and Pakistan: a hybrid effectiveness–implementation study. *BMJ Open, 8*, e019878. doi:10.1136/bmjopen-2017-019878. (Supplementary file 1: Topic Guide for in-depth Interview).

Por fim, deve-se planear detalhadamente o próprio procedimento de recolha dos dados em termos de local e logística. Na escolha do local para a realização da entrevista ou grupo focal deve-se optar por um local neutro e atender às suas condições físicas, nomeadamente espaço, temperatura, iluminação, som e acessibilidade. Em termos logísticos deve-se definir os horários e a duração das entrevistas ou grupos focais, bem como identificar os materiais que serão necessários (cadeiras, mesas, gravador, águas para os participantes, etc.). A gravação em vídeo é muitas vezes sentida como intrusiva, pelo que se deve ponderar a sua utilização.

A fase de preparação da entrevista ou do grupo focal deve incluir a realização de um pré-teste, ou se justificável, um estudo-piloto, que permite detetar aspetos que podem vir a influenciar ou dificultar a recolha dos dados e que podem assim ser alterados ou ajustados atempadamente. Mais especificamente, o pré-teste pode ajudar a refinar os conteúdos do guião, a averiguar a sua exequibilidade e a utilidade (incluindo a duração da entrevista ou grupo focal, a adequação e a ordem das perguntas), bem como a testar aspetos logísticos como o funcionamento do gravador, as condições do espaço, entre outros.

Idealmente, o convite aos participantes para a realização da entrevista ou do grupo focal deve ser feito de forma personalizada e fornecendo informação sobre o objetivo geral do estudo, a importância da sua participação, os princípios éticos e as questões mais práticas (contactos, local, hora, atividades). Nesta fase deve-se também preparar o local da entrevista ou do grupo focal, garantindo que seja neutro, confortável e convidativo à participação ativa. No contexto do grupo focal, especificamente, deve-se preparar a sala para que os participantes estejam sentados de modo a que todos se vejam e a favorecer a dinâmica de grupo (Flick, 2014).

No dia da entrevista ou do grupo focal, o entrevistador ou moderador deve chegar ao local antes da hora de início, certificar-se de que o ambiente é informal e confortável, evitar dentro do possível que a sessão seja interrompida por fatores externos e testar o equipamento de gravação. A duração da sessão deve ser respeitada e quaisquer alterações (p. ex. mudança de gravador ou bateria) devem decorrer de forma discreta sem perturbar a sessão. O entrevistador ou moderador deve ter treinado a introdução e estar familiarizado com os tópicos e sequência do guião, devendo evitar a redundância entre questões (Flick, 2014).

O guião não tem como propósito impor uma estrutura rígida (exceto nas entrevistas estruturadas), mas constitui uma forma de contemplar a diversidade de aspetos que se pretende discutir e organizar a recolha de informação.

À medida que os participantes vão chegando deve ser feito o seu acolhimento, colocando-os à vontade e diminuindo alguma ansiedade que possam apresentar. É importante reter que, muitas vezes, os minutos iniciais têm uma importância decisiva para o êxito ou fracasso dos grupos focais.

Um aspeto importante a observar e a registar durante a entrevista ou o grupo focal é a linguagem não verbal dos participantes – sinais de acordo ou desacordo com o que está a ser referido, de dúvidas ou de falta de compreensão das questões que estão a ser colocadas ou dos assuntos que estão a ser discutidos.

Na fase de encerramento da entrevista ou do grupo focal, o entrevistador ou moderador tem a oportunidade de colocar questões que não tenham sido respondidas e esclarecer dúvidas sobre aspetos mencionados. Outros aspetos a abordar no encerramento da entrevista ou do grupo focal podem ser o questionamento dos participantes sobre o seu interesse em ler a transcrição dos discursos e o reforço por parte dos investigadores da salvaguarda da confidencialidade dos dados. Por fim deve-se agradecer a participação e salientar a importância do seu contributo para a investigação em curso.

Logo após a recolha dos dados, e no âmbito da preparação dos dados para análise, é importante registar as observações consideradas relevantes acerca da dinâmica e das interações dos participantes. Alguns pontos pertinentes a registar incluem um comentário geral sobre o modo como a entrevista ou o grupo focal decorreu e questões mais específicas como: *"Quais as ideias mais importantes que foram expressas e debatidas?"*, *"Foram muito diferentes do que se estava à espera?"*, *"Foram muito diferentes das ideias expressas ou discutidas em entrevistas ou grupos focais anteriores?"*, *"Houve algum comportamento por parte dos participantes que se deva registar?"*, *"Que outros pontos ou afirmações precisam de ser incluídos no relatório?"*, *"Houve alguns imprevistos?"*, *"O que é que devemos mudar para a próxima entrevista ou grupo focal?"*.

Planeamento e preparação da recolha de dados por observação

Ao planear um estudo de observação é necessário dar resposta às seguintes questões: Quem observar? O que observar? Porquê observar? Onde e quando observar? Durante quanto tempo? Outros aspetos importantes a considerar no planeamento da observação é a definição dos recursos necessários em termos logísticos e de tempo para o estudo, da disponibilidade dos indivíduos, das competências do investigador-observador e do conhecimento sobre os fenómenos ou indivíduos que se pretende observar. Nesta fase deve-se definir o tipo de observação mais adequado, considerando as diferentes tipologias, os objetivos do estudo e os recursos disponíveis existentes.

No planeamento de uma observação, um aspeto importante é a seleção do contexto, ou seja, onde e quando os eventos e as pessoas podem ser observados. Nesta decisão é essencial ter em conta a acessibilidade às pessoas e ao local a partir do qual se pretende observar. Também é importante o momento do dia para a observação, bem como antecipar durante quanto tempo será realizada a observação. O investigador-observador deve ainda preparar-se para explicar o propósito do estudo a outros intervenientes se necessário.

Na preparação da recolha de dados, a definição do que necessita ser observado e do que pode ser documentado é uma etapa importante. Neste processo poderá considerar-se as observações focais, que se concentram nos aspetos relevantes para a questão de investigação, e as observações seletivas cuja finalidade é a apreensão intencional de apenas aspetos específicos. Também a observação pode ser considerada concluída quando se alcança a saturação teórica, conceito anteriormente especificado neste subcapítulo e no subcapítulo 2.2. (Salazar et al., 2015).

É também necessário definir de que forma serão documentadas as observações. Neste sentido, geralmente recorre-se a descrições escritas (o investigador escreve anotações sobre o que observa), mas também se pode fazer recurso de gravações (filmar ou gravar eventos específicos) ou de outros materiais como fotografias ou objetos. Nas anotações, em particular, pode-se distinguir entre notas substantivas (registo contínuo das situações, eventos, conversações que o investigador observa), notas metodológicas (reflexões do investigador sobre as atividades e procedimentos do trabalho de campo, problemas e impressões), e notas analíticas (para preparação de análises preliminares ou de questões a desenvolver na investigação) (Burgess, 2006).

Em termos de preparação do registo de observação, é importante criar um caderno de registo (em papel, num computador ou num outro dispositivo eletrónico) onde se anota diariamente tanto as descrições do que se está a observar, como também as impressões e as reflexões que vão surgindo durante a observação. É recomendável que se realize estas anotações o mais rapidamente possível para evitar esquecimento ou desordenação dos dados, e também o mais detalhadamente possível, já que situações ou observações que num dado momento parecem não fazer sentido, posteriormente podem ser importantes (Flick, 2014).

Vários autores sugerem a criação de uma lista de verificação, que é utilizada para registar o comportamento dos participantes (Burgess, 2006; Flick, 2014). De acordo com os requisitos dos tópicos ou temas a investigar e com a perceção do investigador, podem existir diferentes formas de preparar a lista de verificação. Frequentemente, esta lista é baseada em escalas de avaliação e sistemas de codificação. Em termos globais, uma lista de verificação inclui categorias como: frequência dos registos (número de ocorrências de comportamentos); duração dos registos (duração do tempo de ocorrência do comportamento observado); intervalo dos registos (duração de tempo entre diferentes observações de participantes ou fenómenos durante um período de tempo fixo); e registos contínuos (registo de todos os acontecimentos). A lista de verificação muitas vezes contém informação sobre as características da observação em termos de contexto e espaço físico, pessoas ou atores envolvidos, objetos e elementos físicos presentes, ações, comportamentos, emoções sentidas ou expressadas, eventos, tempo e objetivos (Flick, 2014).

O treino dos observadores deve ser assegurado a fim de padronizar os procedimentos de observação e registo de dados. De forma geral, no decorrer de uma observação, o investigador deve respeitar um conjunto de princípios, nomeadamente manter-se neutro, ser objetivo, observar e compreender o que está a acontecer, não pedir a opinião dos participantes que estiver a observar, não fazer sugestões, evitar fazer suposições, e não reagir ao que está a observar reforçando ou inibindo práticas ou comportamentos dos participantes que está a observar.

Planeamento e preparação da recolha de dados para análise documental

Antes da realização da análise documental propriamente dita é necessário organizar o processo de identificação, recolha e seleção dos documentos. Para a identificação dos documentos a analisar existe um conjunto de passos que devem ser seguidos, nomeadamente (O'Leary, 2014):

- Criar uma lista de documentos a explorar (identificar a amostra de documentos);
- Definir de que forma os documentos serão acedidos, e as estratégias para ultrapassar as barreiras linguísticas e de acessibilidade devido ao carácter público ou privado dos documentos;
- Identificar potenciais vieses e considerar estratégias para os minimizar;
- Desenvolver competências específicas necessárias para a análise documental;
- Considerar estratégias para assegurar a credibilidade dos documentos;
- Considerar questões éticas (p. ex. documentos confidenciais).

Na recolha do material, embora seja preferível obter uma grande variedade de documentos, deve ser dada ênfase à sua qualidade e não tanto à sua quantidade (Bowen, 2009). Os documentos recolhidos devem ser avaliados tendo em conta a sua integridade, isto é, o quão específicos ou abrangentes são os dados que contem (Bowen, 2009). Outros aspetos relevantes a considerar na preparação dos documentos para análise incluem avaliar a autenticidade dos documentos, explorar os possíveis enviesamentos e o seu contexto (propósito, estilo), bem como questionar sobre quem produziu o documento, porquê, quando, e que tipo de dados integra (O'Leary, 2014). Para que uma análise documental se desenvolva corretamente é também indispensável assegurar a coerência entre a formulação das perguntas dos investigadores e a informação que consta nos documentos.

Para além do processo de planeamento da recolha de documentos é importante refletir sobre a necessidade de contemplar uma etapa de seleção dos documentos que serão alvo de análise, caso o número de documentos a recolher seja muito extenso. Também na fase de planeamento importa ter em conta que há diversos fatores que irão influenciar a análise documental. O tipo de documento ou material a analisar irá influir no processo de análise, nomeadamente ao nível da rapidez, da facilidade e da objetividade com que se efetuará a análise (p. ex. a perceção sobre uma imagem tende a ser mais ambígua ou subjetiva do que uma frase escrita). A própria natureza do conteúdo pode levar a que um documento público esteja mais acessível do que um texto técnico restrito. Por outro lado, a estrutura do documento pode facilitar ou dificultar a sua análise, sendo que existem documentos que apresentam quase sempre a mesma estrutura e elementos (p. ex. estatísticas) e outros não (artigos, ensaios, etc.), o que irá implicar modelos de análise diferentes.

Numa última etapa do planeamento deve-se refletir sobre a posterior fase de análise de conteúdo e equacionar a eventual produção de documentos secundários, na medida em que os documentos originais são muitas vezes demasiado volumosos para serem utilizados. Na produção de um documento secundário é importante assegurar o cumprimento de determinados critérios. Um dos critérios é a pertinência da descrição do documento, sendo que este deve ser representado da melhor forma possível, tanto materialmente como em função das necessidades da investigação. Outro critério importante é o da precisão, ou seja, o investigador deve ser claro e preciso, elaborando um documento o menos ambíguo possível. Assim, o documento secundário produzido deve ser coerente, unificar a pluralidade de perspetivas e interpretações dos autores dos documentos analisados, e expressar os elementos subjacentes da mesma forma que são expressos pelas pessoas que intervêm na descrição do documento. A objetividade é outro critério a ser assegurado, considerando que a descrição dos resultados deve ser neutra, não deve introduzir elementos que não figurem no documento original, mas ao mesmo tempo deve ser emitido um juízo crítico pessoal que reconheça a validade das informações dadas.

Abordadas as fases de planeamento e de preparação do trabalho de terreno no contexto de diferentes técnicas de recolha dos dados, descreve-se em seguida, de forma ilustrativa, como foi planeada e organizada a recolha dos dados de um estudo qualitativo com realização de grupos focais (Quadro 12).

Quadro 12 – Exemplo do processo de planeamento e preparação de um estudo com grupos focais

O exemplo que se apresenta tem por base um estudo qualitativo desenvolvido pelos autores sobre saúde sexual e reprodutiva de mulheres imigrantes já anteriormente referido, detalhando-se o processo de planeamento e organização da recolha de dados. O objetivo geral deste estudo era compreender os fatores e processos subjacentes à saúde sexual e reprodutiva e a utilização dos serviços de saúde em mulheres imigrantes Africanas e Brasileiras a residir em Portugal (Dias & Rocha, 2009).

Com base nos objetivos definidos optou-se por utilizar a técnica de grupos focais. Uma das motivações para a escolha desta técnica relacionou-se com o facto de se pretender recolher informações sobre a forma como as mulheres imigrantes percecionam as questões relacionadas com o tema em estudo e explorar os significados e os processos de acordo com as suas próprias perspetivas. Outro aspeto está relacionado com o facto de as questões relevantes para a saúde sexual e reprodutiva serem construídas com base na combinação de elementos subjetivos individuais e estruturas sociais, económicas e culturais e os seus significados serem originados no contexto de interações sociais. Assim, optou-se por uma técnica que proporcionasse um contexto oportuno para explorar e clarificar de que forma as posições individuais se relacionam com as perspetivas do grupo e de que forma o 'coletivo' é expresso não como um padrão fixo, mas como uma interação entre várias perspetivas. Outro aspeto considerado foi o facto de as questões da saúde sexual e reprodutiva serem consideradas sensíveis e, neste contexto, o grupo focal ser facilitador de um relacionamento relativamente espontâneo entre os participantes, podendo trazer consigo uma oportunidade de estabelecer relações de alguma intimidade, permitindo aos participantes falar de temas sensíveis e libertando inibições que de outra forma não se sentiriam capazes. Por outro lado, os participantes podem fornecer suporte na expressão de sentimentos ou experiências comuns e, frequentemente, os indivíduos mais desinibidos encorajam os participantes mais tímidos a partilhar as suas ideias. A utilização desta técnica de recolha de dados está relacionada com a intenção de melhor compreender as múltiplas variáveis que contribuem para os complexos, e muitas vezes contraditórios, significados de crenças, atitudes, estilos de vida e comportamentos de risco e proteção relacionados com a saúde sexual e reprodutiva, construídos num contexto de elementos sociais, económicos e culturais que caracterizam a realidade específica em que os indivíduos estão inseridos.

Partindo deste ponto iniciou-se o planeamento do processo de recolha de dados. Começou-se por se definir em concreto quem seriam os participantes, isto é, quais os critérios de inclusão no estudo. Dado o crescente aumento da imigração feminina em Portugal e que a migração pode expor a mulher a situações particulares de maior vulnerabilidade com impacto na sua saúde, os investigadores optaram por se focar na população de mulheres imigrantes, mais especificamente oriundas dos Países Africanos de Língua Oficial Portuguesa e do Brasil (nacionalidades com maior representatividade na população imigrante residente em Portugal). A investigadora pretendia incluir também a perspetiva de homens imigrantes para obter uma maior pluralidade de opiniões e experiências. No entanto, devido ao tempo e recursos limitados para a execução do projeto, optou-se por incluir apenas as mulheres, grupo considerado particularmente vulnerável nas questões de saúde sexual e reprodutiva, e por isso prioritário. Adicionalmente, optou-se por incluir imigrantes residentes em Portugal há mais de 2 anos, considerado um período mínimo razoável para ter tido experiências de utilização dos serviços de saúde em Portugal. Por fim, atendendo à temática em estudo – saúde sexual e reprodutiva, decidiu-se que as participantes deveriam ter idade reprodutiva, isto é, entre 18 e 45 anos de idade.

Definido o perfil dos participantes do estudo foi necessário delinear a estratégia de contacto e recrutamento de potenciais participantes. Para tal recorreu-se à rede de colaborações já existente entre a equipa de investigação e várias organizações de base comunitária e não-governamentais que desenvolvem trabalho de apoio social e em saúde com comunidades imigrantes. A estas entidades foi solicitada a colaboração na divulgação do estudo junto das comunidades imigrantes e na sinalização de potenciais participantes que cumprissem os critérios de inclusão definidos. Depois de identificadas potenciais participantes, a equipa de investigadores contactou as mulheres imigrantes e de forma sumária apresentou o estudo, confirmou os critérios para inclusão no mesmo e informou sobre as questões logísticas, como o local e o horário das sessões de grupos focais, entre outras informações. As participantes foram incluídas no estudo com base na sua disponibilidade e interesse explícito em participar. Simultaneamente foi pedido às participantes que indicassem outras mulheres imigrantes das suas redes sociais que pudessem estar interessadas em participar no estudo.

Tendo em conta a possibilidade de não comparência nas sessões de grupos focais, e de forma a assegurar um número mínimo de participantes que permitisse a realização dos grupos focais, foram convocadas cerca de 15 participantes para cada sessão. Para garantir a comparência foram realizados contactos telefónicos a cada uma das participantes a fim de confirmar a sua presença e de relembrar o local, dia e hora das sessões, sendo o último contacto no dia anterior à realização do grupo focal. No processo de seleção das participantes para cada grupo focal procurou-se maximizar a diversidade da amostra, mas tendo a preocupação de manter a homogeneidade do grupo em termos de caraterísticas sociodemográficas.

Os dados foram recolhidos através da realização de seis grupos focais, constituídos de acordo com a origem das participantes – três grupos focais com imigrantes Africanas e três focais com imigrantes Brasileiras. A opção metodológica relativa ao número de participantes dos grupos focais teve em conta a natureza do tema em estudo (um tema sensível e pessoal) e a necessidade de que todas as participantes tivessem a oportunidade de emitir as suas opiniões a respeito da temática tratada de forma aprofundada. Assim, foi a busca da riqueza da diferença de valores e de experiências que guiou a organização dos grupos.

Uma outra fase importante foi a de elaboração do guião, ou seja, a preparação dos tópicos e das questões a serem exploradas na discussão em grupo. Na condução dos grupos focais foi utilizado um guião semiestruturado, que não tinha como propósito impor uma estrutura rígida, mas procurar contemplar a diversidade de aspetos que se pretendia focar, proporcionar um quadro referencial ao desenvolvimento da discussão e organizar a recolha de informação. Em seguida apresenta-se o guião utilizado para a condução dos grupos focais:

Guião

Introdução (Apresentação do propósito e objetivos do estudo; consentimento informado; período para quebra-gelo e criar relação)
A. Apresentar o moderador, o comoderador e pedir a cada participante para se apresentar (se aplicável).
B. Explicar o procedimento e o formato da discussão de grupo focal:

Gostaríamos de saber o que pensam acerca de vários temas de saúde sexual e reprodutiva, de modo a que possamos desenvolver programas de promoção da saúde que respondam às vossas necessidades. Queremos que todos se sintam à vontade para dizerem exatamente aquilo que pensam (não importa o quanto possa parecer incoerente ou inapropriado). Por favor expressem a vossa opinião se discordarem do que for dito – é natural que existam muitas ideias e opiniões diferentes. Pedimos-vos que fale uma pessoa de cada vez, dando oportunidade a que todos possa participar e respeitando as diferentes opiniões. Para iniciar a discussão começar-se-á por se colocar algumas questões genéricas. Serão anotadas informações sobre aquilo que disserem, mas sem a utilização de nomes. Este estudo é anónimo e confidencial. É importante que o que for aqui discutido no âmbito deste estudo se mantenha confidencial. Por fim, caso concordem, esta sessão será gravada para auxiliar no registo de todas as vossas respostas e posterior análise. Todos concordam? Têm alguma questão ou comentário a fazer antes de iniciarmos?

Tópicos/Perguntas

1. Perguntas de aquecimento:
- Vocês têm filhos? Onde nasceram os vossos filhos? Em Portugal ou noutro país?
- Como foi o pré e pós-natal? Como foram as experiências?

2. Saúde Sexual e Reprodutiva:
Apresentar brevemente o conceito geral de Saúde Sexual e Reprodutiva e suas componentes.

- Dentro dos temas da Saúde Sexual e Reprodutiva, o que é mais importante para vocês? A que aspetos prestam mais atenção ou que vos preocupa mais?

Para os aspetos mais mencionados perguntar detalhadamente sobre:
- (Práticas) O que costumam fazer em relação a...?
- (Crenças) O que pensam ou qual é a vossa opinião em relação a...?
- Na vossa opinião, quais são as maiores dificuldades dentro desta área?
- (Estratégias) O que as pessoas costumam fazer para ultrapassar essas dificuldades?
- O que é que não conseguem resolver e quais as consequências disso?

3. País/Cultura de origem:
Em relação aos aspetos abordados perguntar:
- Como é/era no país/cultura de origem?
- Quais eram as prioridades no país de origem?
- (Práticas adotadas e crenças) As pessoas lá fazem da mesma maneira? E pensam da mesma maneira?

4. Imigração:
- Vocês acham que o facto de serem imigrantes (ou de terem nascido noutro país) influencia a Saúde Sexual e Reprodutiva? Se sim, de que forma? Quais os fatores que são mais importantes?
- Vocês acham que esses fatores que influenciam a Saúde Sexual e Reprodutiva variam com o contexto?
  – A forma como as pessoas migram (com ou sem família; com ou sem apoio), o contexto de chegada (com ou sem rede social de apoio, família, amigos; com ou sem perspetivas de trabalho; com ou sem alojamento garantido).
- Quais são assim as principais diferenças entre aqui e o país de origem? Acham que há maiores dificuldades aqui? E há coisas melhores?
- Acham que o estar irregular ou legal no país influencia nestes assuntos? Há diferenças? Ou é igual e de que forma? Acham que as imigrantes irregulares têm maiores dificuldades? De que tipo?

5. Acesso e utilização dos serviços de saúde
- Na vossa opinião acham que as pessoas que vocês conhecem utilizam os serviços de saúde? E vocês?
- Quando ou em que situações procuram/costumam utilizar um serviço de saúde? Onde vão? Como fazem?
- Sempre que querem ou precisam de ir aos serviços de saúde ou ao médico vocês conseguem? Podem descrever algumas situações?
- Quais as maiores dificuldades para utilizar os serviços? E quais as facilidades?
- Na vossa opinião, as pessoas que não utilizam os serviços de saúde, porque é que não usam? E vocês, há serviços de saúde que não utilizam? Porquê?

- Quando não conseguem ter acesso aos serviços de saúde, como resolvem os problemas?
- Como era no vosso país de origem?

6. Sugestões:
- Vocês têm alguma sugestão a dar para melhorar a Saúde Sexual e Reprodutiva para as imigrantes?

Chegámos ao fim da nossa conversa. Estou disponível para esclarecer alguma dúvida que possam ter. Reforço que as vossas respostas serão mantidas confidenciais e anónimas. Agradeço novamente o tempo despendido. As vossas contribuições serão muito importantes para a investigação que estamos a conduzir e serão úteis para informar estratégias de promoção da saúde que melhor respondam às vossas necessidades. Peço-vos por fim que preencham um breve questionário anónimo para recolha de informações básicas de caracterização como a vossa idade, nível educacional, etc.

Para a realização das sessões de grupos focais foi preparada uma sala, assegurando-se as condições de conforto e privacidade necessárias em termos de exclusividade do espaço, temperatura, iluminação, sonorização e equipamentos.

Os grupos focais foram conduzidos por uma equipa composta pelo moderador e pelo comoderador que atuou como observador. No início das sessões, todas as participantes foram novamente informadas sobre os objetivos gerais da investigação, bem como sobre a forma como iria ser conduzida a sessão e o procedimento para a recolha de dados. Foi claramente explicitada a liberdade de cada participante para recusar participar ou desistir a qualquer momento da sessão, tendo sido obtido o consentimento voluntário das participantes com garantia do seu anonimato e da confidencialidade dos dados. A equipa do estudo colocou-se à inteira disposição das participantes para prestar esclarecimentos e informações adicionais sobre a investigação.

Os grupos focais tiveram uma duração média de entre 1h e 1h30m. De forma a maximizar a recolha de dados e permitir a transcrição integral das discussões realizadas para posterior análise, cada sessão foi registada em áudio com o consentimento prévio das participantes.

No final de cada sessão de grupo focal foi distribuído um questionário individual a ser preenchido pelas participantes para recolha de dados sobre características sociodemográficas.

Referências

Dias, S., & Rocha, C. (2009). *Saúde Sexual e Reprodutiva de mulheres imigrantes africanas e brasileiras: um estudo qualitativo*. Lisboa: Alto-Comissariado para a Imigração e Diálogo Intercultural.

3.3. Papel do entrevistador e moderador

Para a boa condução de uma entrevista ou grupo focal é fundamental ter em conta o papel do entrevistador ou moderador, na medida em que este tem um impacto relevante em todo o processo de recolha de dados. Na verdade, a qualidade da informação que se obtém depende deste ator e da sua capacidade para conduzir a entrevista ou grupo focal, mais especificamente, do relacionamento que consegue estabelecer com os participantes e da sua capacidade para formular questões pertinentes e apropriadas sem influenciar as respostas (Flick, 2014).

A motivação essencial do entrevistador ou moderador deve ser a de ouvir e de aprender através dos participantes, devendo demonstrar respeito pelos mesmos e um interesse genuíno em obter um ponto de vista mais profundo sobre os tópicos abordados (fatores que mais afetam a qualidade dos resultados). De facto, o entrevistador ou moderador deve demonstrar. É igualmente importante criar empatia e saber despertar a confiança dos participantes, quer em si, quer no processo e na utilização correta dos dados (Padgett, 2012). Neste sentido, o estilo do entrevistador ou moderador é de franca importância, não devendo adotar uma atitude autoritária e de sobrevalorização do seu conhecimento, mas também não devendo adotar uma atitude de incompreensão ou ignorância.

De acordo com alguns autores, um aspeto importante na condução de entrevistas ou de grupos focais é produzir informalidade na discussão (Puchta & Potter, 2004). Os entrevistadores ou moderadores precisam de criar um clima favorável que permita aos participantes contribuírem abertamente com as suas experiências e opiniões. Ao mesmo tempo é importante que os participantes não se limitem apenas a conversar ou a descrever demoradamente histórias com poucas referências ao tema do estudo.

É relevante utilizar uma linguagem adequada à cultura e formação dos participantes, porém simples, clara e objetiva. A entrevista ou a discussão do grupo focal não pode ser conduzida de forma demasiado rígida, pelo contrário deve atender à dinâmica e prioridades de cada indivíduo ou grupo, e permitir aprofundar e detalhar as questões de investigação. Por outro lado, é também fundamental dar espaço para áreas de discussão não programadas.

No contexto da moderação de uma entrevista ou de um grupo focal é usual recorrer à colocação de questões a partir de um guião previamente elaborado. As questões devem ser apresentadas de um modo aberto e objetivo sem influenciar os participantes, isto é, 'perguntar as questões certas... da melhor maneira'.

Para registar de forma sistemática as reações dos participantes no decorrer da entrevista ou do grupo focal, alguns autores recomendam anexar ao guião da entrevista ou do grupo focal folhas de rosto e formulários de registo (Lofland, Snow, Anderson, & Lofland, 2005). A folha de rosto é um documento estandardizado para registar a data, a duração e o local da entrevista ou do grupo focal, bem como as características sociodemográficas (idade, sexo, etnicidade, etc.) dos participantes, como já anteriormente mencionado. O formulário de registo serve para registar observações sobre o entrevistado ou o grupo, bem como o local da entrevista ou do grupo focal. Também é importante anotar quaisquer preocupações acerca dos participantes e ideias a acompanhar. As observações do investigador captam vários aspetos não proferidos pelo entrevistado ou pelo grupo. De facto, o tom de voz (sarcasmo, tristeza, espontaneidade), os impedimentos de discurso, as expressões faciais (caretas, piscadelas, sorrisos), a linguagem corporal e o ambiente do local da entrevista ou do grupo focal (ruído, interrupções) proporcionam informações acerca do contexto que ficam ausentes da transcrição caso não sejam anotadas, e que podem ser posteriormente importantes para a análise dos dados.

De forma global, pretende-se que o entrevistador ou o moderador assuma uma função ativa, ou seja:
- Facilite o processo de recolha de dados, mantendo a entrevista ou discussão dentro do previsto, focalizando o entrevistado ou grupo no tema quando necessário e obtendo a maior quantidade e qualidade possível de dados no tempo disponível;
- Incentive os participantes a desenvolver as suas respostas e a fornecer tantos detalhes quanto possível, envolvendo-os para que se sintam confortáveis para partilhar o que pensam e sentem;
- Proporcione um espaço de aprendizagem para os participantes.

O entrevistador ou moderador deve reduzir a sua influência em termos das expetativas produzidas, recebendo com naturalidade as diferentes opiniões, sem influenciar ou até entrar em conflito. No contexto de uma entrevista ou de um grupo focal, o investigador (enquanto entrevistador ou moderador) deve ser uma presença discreta no 'palco', sendo mais um facilitador do que um coprotagonista. As técnicas, contudo, variam desde um estilo formal até a uma proximidade emocional ou abordagem participativa (Gillham, 2005).

De forma mais específica, no início da entrevista ou do grupo focal, o entrevistador ou moderador deve:
- Cumprimentar e agradecer aos participantes a sua disponibilidade para participar;
- Apresentar-se e apresentar o comoderador, se for o caso;
- Introduzir os objetivos gerais do estudo, mas sem referir detalhes sobre o assunto para evitar ser sugestivo e direcionar as respostas dos participantes;
- Obter o consentimento informado voluntário e garantir o anonimato e a confidencialidade dos dados;
- Esclarecer sobre a utilização dos dados e pedir autorização para gravar a entrevista ou discussão;
- Aplicar um questionário de caracterização sociodemográfica dos participantes (se for o caso);
- Apresentar e discutir alguns aspetos importantes para a participação de cada participante, como o comprometimento com a investigação e a inexistência de respostas certas ou erradas. No caso do grupo focal, é importante salientar ainda o respeito pelas opiniões individuais e a necessidade de manter a discussão dentro dos limites do grupo;
- Dar oportunidade aos participantes para negociar estes aspetos e equacionar outros pontos que considerem importantes;
- Iniciar a sessão com uma atividade de 'quebra-gelo', se necessário.

Há ainda outros aspetos que o entrevistador ou moderador deve ter em conta na condução da entrevista ou do grupo focal, e que passam por (Padgett, 2012):
- Formular as questões de forma a não implicar diretamente nenhum participante, e possibilitar que todos os participantes intervenham, caso o pretendam fazer;

- Identificar e aceitar os limites impostos por cada um, garantindo a liberdade dos participantes para se expressar sem criar constrangimentos ou bloqueios;
- Deixar que as respostas dos participantes conduzam a entrevista ou o grupo focal, sempre que os temas sejam relevantes;
- Explicar que fará perguntas para melhor compreender o que está a ser dito;
- Estar preparado para lidar com situações de algum desconforto e de resistência em participar por parte de alguns indivíduos;
- Controlar a sua linguagem não-verbal de forma a não perturbar o clima de bom relacionamento interpessoal.

A entrevista ou o grupo focal estarão concluídos quando tiverem sido abordados os tópicos do guião e quando parecer esgotada a energia do participante ou do grupo. Nesta fase, o investigador pode concluir fazendo um resumo (reformulação ou síntese) do encontro, e perguntando se os participantes concordam, se querem fazer alguma correção ou se querem colocar alguma questão. Neste momento é importante observar a linguagem não-verbal dos participantes no sentido de verificar, por exemplo, se existem sinais de acordo ou desacordo, de dúvidas ou de falta de compreensão. O entrevistador ou moderador deve assim aproveitar esta ocasião para esclarecer dúvidas, agradecer a participação e salientar a importância do contributo dos participantes. Pode acontecer um participante de um grupo focal deixar os outros saírem para fazer um comentário em privado no final.

Exploração: uma componente essencial da condução da entrevista ou grupo focal

Para alguns participantes, apenas uma pergunta inicial é suficiente para estimular a sua participação. No entanto, na maioria das entrevistas ou dos grupos focais é necessário utilizar técnicas de exploração, como a reformulação de questões, a clarificação de palavras e conceitos, ou o desenvolvimento de sínteses, para alcançar a profundidade e riqueza desejadas. Na utilização destas técnicas de exploração, o entrevistador ou moderador deve inibir-se de emitir a sua própria opinião, no entanto pode ajudar o entrevistado ou o grupo a refletir sobre o tema que está a ser abordado. Para tal pode usar perguntas como: *"Pode explicar melhor? Pode dar-me um exemplo?"*. Mais especificamente, na exploração da entrevista ou do grupo focal é recomendável que o entrevistador ou moderador:

i. Utilize questões começadas por *"O quê"*, *"Onde"*, *"Quem"*, *"Como"*, que estimulam a resposta sem fornecer a perspetiva do entrevistador;

ii. Recorra a verbos como "descrever", "contar", "falar" (p. ex. *"Fale-me sobre isso"*) que incentivam o desenvolvimento das respostas, uma vez que os participantes muitas vezes têm tendência a sintetizar as mesmas;

iii. Evite usar o "Porquê" nas questões, pois implica que seja dada uma resposta factual ou justificativa, e muitas vezes nesse contexto os participantes tendem a fornecer uma resposta socialmente 'correta'. Em alternativa pode-se perguntar: *"O que aconteceu nesse momento?"*;

iv. Evite colocar questões que sugiram respostas específicas ou que impliquem uma resposta correta.

É importante que o entrevistador ou moderador permita que as pessoas respondam com as suas próprias palavras, expressando os seus próprios valores, experiências e pontos de vista. O silêncio pode ser útil para levar as pessoas a falar, dando tempo aos participantes para pensarem e formularem uma resposta. Adicionalmente, repetir ou reformular o que o participante disse estimula a clarificação do assunto em conversa (*"Há pouco foi dito que, mas agora..."*). O entrevistador ou moderador não deve avançar para um novo tópico de conversa antes de explorar todo o conhecimento do participante sobre a pergunta em questão. Na elaboração de novas perguntas baseadas em respostas anteriores, a exploração pode ser usada para:

- Aprofundar (*"Pode dizer-me mais sobre...?"*);
- Voltar a um tema já abordado (*"Há pouco mencionou... Diga-me por favor..."*);
- Clarificar (*"E foi ao centro de saúde quando se sentiu mal?"*);
- Conduzir (*"Isso é muito interessante, mas podemos voltar ao...?"*);
- Contrastar (*"Como compararia as suas experiências nos serviços de saúde em Portugal com a vivência no seu país de origem?"*).

A utilização de cada um destes tipos de exploração depende do que está a ser dito e do que se procura obter. Neste âmbito, contudo, o investigador deve evitar questões gratuitas que possam parecer voyeuristas, caso não façam parte dos objetivos do estudo nem da fluência da entrevista ou grupo focal. Este aspeto é ainda mais importante quando se trata de investigar tópicos sensíveis ou da esfera mais pessoal.

Um aspeto pertinente que se deve considerar é se a exploração como estratégia a adotar durante a condução de uma entrevista ou de um grupo focal deve ser integrada no guião ou se deve surgir espontaneamente. Muitos investigadores ponderam ambas as abordagens, planeando antecipadamente algumas questões de exploração, mas dando liberdade para improvisar no momento. Num estudo qualitativo que depende de múltiplos entrevistadores ou moderadores tem de se assegurar que tal improvisação não resulta em desempenhos desiguais que podem depois traduzir-se em inconsistências nos dados obtidos (p. ex. algumas entrevistas ou grupos focais pouco informativos sobre os tópicos centrais inicialmente definidos e mais desenvolvidos em torno de temas secundários, em contraste com as restantes entrevistas e grupos focais).

Um outro aspeto importante é que os participantes frequentemente dispersam-se, sendo que alguns acabam por revelar assuntos importantes, enquanto que outros discorrem sobre assuntos desinteressantes ou circunstanciais. Neste contexto, quando o tempo é curto e o conteúdo obtido é reduzido sugere-se que se recorra a um maior controlo da entrevista ou do grupo focal. No entanto, as questões colocadas para controlo da entrevista ou do grupo focal devem ser utilizadas criteriosamente para não interromper a fluência da conversa.

Adicionalmente, na condução de uma entrevista ou discussão de grupo focal pode-se recorrer pontualmente à incitação, isto é, introdução ou sugestão de opções de resposta quando a resposta do participante é vaga e outras estratégias de exploração não estão a resultar. No entanto, a técnica da incitação é pouco utilizada e importa salientar que o seu uso deve ser feito com cautela pois pode originar a manipulação das respostas dos participantes.

Dificuldades frequentes na condução de entrevistas e grupos focais

Idealmente, o entrevistador ou moderador tem uma ampla base de conhecimentos e competências que lhe permitem colocar questões na entrevista ou na discussão do grupo focal que sejam produtivas, bem como a maturidade para analisar a situação de recolha de dados e agir em conformidade, sendo por exemplo paciente e sabendo quando fazer essas questões e quando permanecer em silêncio. No entanto, mesmo investigadores com muita experiência já vivenciaram dificuldades em algumas situações. Neste sentido, é útil antecipar alguns desafios que podem surgir na condução de uma entrevista e grupo focal. Uma das 'armadilhas' ocorre quando o desejo de controlar ou liderar leva o investigador a interromper a fluência da narrativa. Um aspeto dececionante ao ler uma transcrição (ou ouvir uma gravação) é perceber que o entrevistador ou moderador dominou o discurso e interrompeu os participantes.

Outra dificuldade pode ocorrer nas ocasiões em que o entrevistado ou o grupo não colabora. Por exemplo, pode ser frustrante entrevistar alguém que responde a todas as perguntas em monossílabos e que aguarda pela pergunta seguinte com uma postura indiferente. A entrevista ou discussão para e retoma, as frustrações aumentam e o entrevistador ou moderador sente-se a perder energia. Os participantes que resistem em colaborar na entrevista ou no grupo focal podem ser exasperantes, e nesse sentido a melhor tática é manter a calma, ser diplomático e parar se necessário. Caso a resistência pareça temporária, pode sempre ser agendada uma outra entrevista ou sessão.

O entrevistador ou moderador também tem de ser sensível às respostas que os participantes fornecem às suas perguntas. Embora a maioria dos entrevistados poderão responder de forma aberta e positiva, o investigador deve estar preparado para resolver problemas, transmitir respostas tranquilizadoras e se necessário reafirmar o propósito da(s) questão(ões) se o participante perguntar *"Porque é que precisa desta informação?"*. Na verdade, este tipo de resposta, em simultâneo com sinais não-verbais de desconforto, são indicadores de preocupação por parte do participante. Neste contexto, o entrevistador/moderador deve avaliar o grau de empatia que se estabeleceu, abordar quaisquer preocupações do participante que previamente não tenham sido manifestadas e procurar ultrapassar os obstáculos relacionados com preocupações que prendem a atenção do entrevistado antes de prosseguir de um segmento da entrevista para o seguinte.

O entrevistador/moderador deve também estar consciente da sua atitude no decorrer da entrevista/grupo focal. Por vezes, o entrevistador ou moderador pode tornar-se demasiado cauteloso e hesitante em explorar, especialmente como reação a um comentário menos positivo de um participante. Em contraste, o entrevistador pode assumir uma abordagem demasiado familiar e a entrevista ou grupo focal tornar-se numa conversa informal, desviando-se do tema em foco.

Um treino e supervisão inadequados pode conduzir a derrapagens e a improvisação improdutiva por parte dos entrevistadores ou moderadores mais inexperientes. Seja por falta de cuidado, ou por improvisos bem-intencionados, este tipo de entrevistadores ou moderadores, insuficientemente supervisionados, podem reproduzir as 'armadilhas' referidas anteriormente e outras, pelo que deve ser dada especial atenção à sua formação.

A linguagem não-verbal é uma parte essencial da investigação qualitativa. Por vezes, as palavras dos participantes contradizem as suas ações e circunstâncias. Tome-se, como exemplo, um participante que nega ter tido um determinado comportamento apesar das evidências em contrário. O que se deve fazer? Nestes casos é melhor não realçar a discrepância do que forçar a confrontação sobre qual das versões dos factos é a 'verdadeira'. Um contacto mais prolongado com os participantes no decorrer da entrevista ou grupo focal irá provavelmente revelar isso a seu tempo. Em todo o caso, as observações das contradições dos participantes precisam de ser anotadas pois a simples dependência da transcrição literal das palavras dos participantes, por vezes, pode fazer perder informação importante.

Um outro aspeto relevante a realçar diz respeito à investigação com populações que não são fluentes na língua dos investigadores. Os entrevistadores ou moderadores que não falam a língua dos participantes do seu estudo têm de depender da tradução ou incluir entrevistadores bilingues como membros da equipa de investigação. Nesse sentido deve-se ter o cuidado, tanto quanto possível, de reduzir distorções e equívocos.

Como nota final pode referir-se que numa entrevista ou discussão de grupo focal bem-sucedida, os investigadores alcançam o equilíbrio entre o geral e o particular, a necessidade de se manterem focados *versus* a necessidade de explorarem mais aprofundadamente alguns temas. Simultaneamente, praticam uma escuta ativa, ouvem empaticamente, monitorizam a linguagem corporal, antecipam a próxima questão e anotam mentalmente ou literalmente sinais de alerta (discrepâncias, declarações com significado mais profundo). Quando todos estes elementos estão coordenados, tanto o entrevistador/moderador como o entrevistado/grupo sentem que tiveram um encontro mutuamente benéfico. Mesmo uma entrevista ou grupo focal que não corra na perfeição pode deixar muitos dos participantes gratificados pela experiência de terem sido ouvidos e respeitados.

A gestão das emoções na entrevista ou no grupo focal
A natureza sensível da investigação qualitativa leva frequentemente ao aparecimento de informações com carga emocional. Os participantes do estudo podem rir, comover-se ou ter momentos de nervosismo durante a entrevista ou grupo focal. Levy e Hollan (2015) refletem sobre a sobreavaliação da fragilidade dos participantes como um problema recorrente para os entrevistadores ou moderadores com pouca experiência (bem como para aqueles que exercem profissões em que estão habituados a ter uma postura de auxílio). De facto, reviver momentos sensíveis pode trazer emoções à superfície. Os entrevistadores/moderadores nunca devem explorá-las gratuitamente ou demonstrar insensibilidade. Ainda assim, na maioria das vezes, evitar totalmente abordar este tipo de informação simplesmente porque poderá ter uma carga emocional é assumir-se que os participantes são incapazes de lidar com as suas próprias emoções e privar o estudo de informação relevante. Na verdade, a grande maioria dos participantes acolhe bem a oportunidade de contar a sua história a um ouvinte empático e com uma atitude isenta de julgamentos. São raras as vezes em que as emoções causam mais do que pequenas interrupções.

De forma global, nesta seção abordaram-se algumas das principais questões que necessitam de ser pensadas no planeamento e ao longo da implementação da recolha dos dados.

Exercícios

1. No Exercício do Capítulo 2 foi proposta a elaboração da questão de investigação e dos objetivos de um estudo qualitativo. Com base na questão e objetivos que definiu:
   1.1. Identifique o contexto onde irá recolher os dados.
   1.2. Indique a técnica de recolha de dados que irá utilizar e justifique porque julga ser a mais adequada.
   1.3. Descreva os potenciais participantes do estudo, justificando os critérios para a sua inclusão e seleção.
   1.4. Indique de que modo irá contatar e convidar os potenciais participantes para o seu estudo.
   1.5. Elabore um guião para a recolha dos dados.

2. Organize uma entrevista especificando o participante, o local e o material que será necessário. Com base no guião que definiu realize a entrevista com suporte de um gravador.

Leituras adicionais

Técnicas de recolha de dados

Flick, U. (2014). Verbal data: Interviews. In U. Flick, *An introduction to qualitative research* (5th ed., pp. 207-241). Thousand Oaks, CA: Sage Publications, Inc.

Flick, U. (2014). Verbal data: Focus Groups. In U. Flick, *An introduction to qualitative research* (5th ed., pp. 242-262). Thousand Oaks, CA: Sage Publications, Inc.

Flick, U. (2014). Data beyond talk: Observation and Ethnography. In U. Flick, *An introduction to qualitative research* (5th ed., pp. 307-333). Thousand Oaks, CA: Sage Publications, Inc.

Flick, U. (2014). Data beyond talk: Using Documents as Data. In U. Flick, *An introduction to qualitative research* (5th ed., pp. 352-364). Thousand Oaks, CA: Sage Publications, Inc.

Dias S. & Gama A. (2018). The potential of focus groups in health research: A study on immigrants' access to and utilization of health services. In Lowell T. Duncan (ed.), *Advances in Health and Disease* (Vol. 4, pp. 1-32). New York: Nova Science Publishers, Inc.

Pope, C., van Royen, P., & Baker, R. (2002). Qualitative methods in research on healthcare quality. *Quality & Safety in Health Care, 11*(2), 148–152.

Planeamento e organização da recolha de dados

Creswell, J. W. (2018). Data collection: The data collection circle. In J. W. Creswell, *Qualitative Inquiry and Research Design: Choosing Among Five Traditions* (4th ed., pp. 148-159). Thousand Oaks, CA: Sage Publications, Inc.

Creswell, J. W. & Creswell J. D. (2018). Data collection procedures. In J. W. Creswell, & J. D. Creswell, *Research Design: Qualitative, Quantitative and Mixed Methods Approaches* (5th ed., pp. 185-189). Thousand Oaks, CA: Sage Publications, Inc.

Papel do entrevistador e moderador

Tracy, S. J. (2013). Interview practice: Embodied, mediated, and focus-group approaches. In S. J. Tracy, *Qualitative Research Methods: Collecting Evidence, Crafting Analysis, Communicating Impact* (pp. 157-182). Oxford: John Wiley & Sons, Ltd.

Creswell, J. W. & Creswell, J. D. (2018). The researcher's role and reflixivity. In J. W. Creswell, & J. D. Creswell, *Research Design: Qualitative, Quantitative and Mixed Methods Approaches* (5th ed., pp. 183-185). Thousand Oaks, CA: Sage Publications, Inc.

Gillham, B. (2005). The core skills of interviewing. In B. Gillham, *Research interviewing: The range of techniques* (pp. 29-36). Berkshire: Open University Press.

4. Sistematização e Análise de Dados

Após a recolha dos dados procede-se à sua sistematização e análise. A análise de dados qualitativos assume um caráter descritivo, analítico, compreensivo e interpretativo, cuja consistência depende em muito da capacidade do investigador para realizar um trabalho detalhado e profundo. Sendo assim, esta é uma fase que exige competências de análise de dados qualitativos, mas também algum investimento de tempo, capacidade de argumentação e discernimento por parte do investigador. Neste capítulo são dadas a conhecer as principais técnicas de organização e sistematização dos dados, bem como de análise e interpretação dos mesmos. São ainda abordadas as questões da validade e confiabilidade dos resultados.

4.1. Organização e sistematização de dados

Concluído o processo de recolha de dados é necessário organizar e sistematizar todo o material recolhido de forma a permitir que seja classificado, codificado e posteriormente analisado. O que se pretende é explorar e organizar o material para elaborar um sistema de classificação que permita alcançar o núcleo de compreensão da informação (em texto ou imagens).

A sistematização bem como a análise dos dados de uma investigação qualitativa, apesar de serem fases subsequentes ao trabalho de campo, também se desenvolvem de forma paralela a todo o processo de investigação. Durante o desenho do estudo, em que se realiza uma revisão bibliográfica inicial, se definem os objetivos do estudo e se planifica a abordagem teórico-metodológica, são definidos alguns conceitos e esboçado o modelo de análise que constituem as primeiras linhas orientadoras para a organização dos dados.

Os dados são o material em estado bruto que se obtém ou utiliza para construir informações, interpretações e conhecimento. Os dados de uma investigação qualitativa podem ser obtidos através de diferentes fontes. Neste sentido é importante fazer uma distinção entre fontes primárias e fontes secundárias. As fontes primárias referem-se a dados recolhidos diretamente pelo investigador através de, por exemplo, entrevistas, grupos focais ou observação. Os meios de registo utilizados podem ser anotações e registos áudio e visuais. Numa entrevista, por exemplo, podem-se utilizar diferentes meios de registo: o investigador pode anotar, gravar, filmar e ainda fotografar. Cada um destes meios permite registar diferentes perspetivas, que produzem dados diferentes. O importante é diferenciar o que são dados recolhidos diretamente pelo investigador, os quais estão sob o seu total controlo, de um registo anterior produzido por outra pessoa (Minayo, Deslandes, & Gomes, 2007). Neste último caso tratam-se de fontes secundárias de dados, produzidas com intenções diferentes do estudo em questão, e que podem incluir documentos, registos fotográficos, vídeos ou dados produzidos por outras investigações, devendo ser devidamente contextualizados e referenciados (Minayo et al., 2007).

Em suma, a investigação qualitativa lida com dados primários e dados secundários, que apresentam características distintas:
1. Dados primários – podem ser dados verbais, áudio e visuais recolhidos diretamente pelo investigador através de entrevistas, grupos focais, narrativas, reuniões, eventos, gravações, vídeos, fotografias e outros, e dados resultantes de observações do investigador como registos, anotações, diários de campo, entre outros;
2. Dados secundários – dados produzidos por outras pessoas com intenções diferentes da investigação em curso, podendo ser escritos, como documentos institucionais, relatórios oficiais, documentos legais, dos *media* (jornais, revistas, *internet*), registos individuais (cartas, diários), entre outros, ou áudio e visuais, como imagens, fotografias, vídeos e outros.

Para cada um dos tipos de dados existe um tratamento diferenciado em termos de organização e sistematização, que se especifica de seguida.

Dados Primários

Relativamente aos dados primários salientam-se alguns cuidados importantes a ter na sua organização e sistematização. É fundamental fazer cópia (*backup*) das gravações, dos vídeos, das fotografias, das anotações e das grelhas de observação, e mantê-las em local seguro.

Em seguida, para a identificação do material recolhido elabora-se uma ficha de documentação referente a cada gravação, imagem ou outro material com a numeração, data, local, tempo de duração, nome dos participantes, nome do investigador e temas abordados, ou nome do fotógrafo e contexto, bem como outros dados que facilitem a sua identificação quando for necessário recorrer a esses dados. Também no contexto de um estudo de observação é aconselhável que cada anotação no caderno de campo seja identificada com um número ou código e que se registe a data, o local, o evento observado, o nome dos participantes envolvidos e outras informações identificativas.

Na catalogação de todo o material deve-se fazer referência ou ligação a diferentes registos realizados na mesma ocasião (p. ex. gravação áudio de entrevista com anotações do entrevistador) (Flick, 2014). A devida identificação de todo o material será muito útil para o trabalho de análise posterior.

No Quadro 13 apresenta-se um exemplo de uma ficha de documentação de uma gravação de entrevista.

Quadro 13 – Exemplo de uma Ficha de Documentação
(adaptado de Flick, 2014)

Data da entrevista: _____

Local: _____

Duração: _____

Entrevistador: _____

Código de identificação do entrevistado: _____

Sexo: _____

Idade: _____

Profissão:_____

Anos de experiência profissional: _____

Nível educacional: _____

(Outros dados importantes no âmbito do estudo em questão, por exemplo:)

Número de filhos (se aplicável):_____

Idade dos filhos (se aplicável): _____

Sexo dos filhos (se aplicável): _____

Peculiaridades da entrevista: _____
_____
_____
_____

No caso específico dos dados áudio ou audiovisuais, após a identificação do material procede-se à sua transcrição. Existem diferentes sistemas de transcrição dependendo da abordagem a que se recorre (análise de conteúdo, análise narrativa, análise de discurso, teoria enraizada, entre outras) e que se diferenciam pelo seu grau de precisão. A transcrição é um trabalho demorado (calcula-se que demora 4 a 6 vezes o tempo

SISTEMATIZAÇÃO E ANÁLISE DE DADOS

da gravação), mas também é o momento de retornar ao material e de perceber as variações que não foram identificadas no momento da sua recolha. Portanto é recomendável que, sempre que possível, seja o investigador que conduziu a recolha de dados a realizar a sua transcrição pois será capaz de perceber a fluidez do diálogo e contextualizar os silêncios, os risos, os sons, as hesitações, as tristezas, as euforias, etc. Adicionalmente é conveniente, sempre que possível, realizar a transcrição logo após a recolha dos dados para evitar esquecimento de detalhes importantes. Caso a transcrição seja realizada por outra pessoa é importante registar o conteúdo do discurso, mas também as emoções envolvidas, proporcionando ao investigador uma maior e melhor compreensão de como o entrevistado percebeu a pergunta colocada. Nesta fase, ouvir ou reler as gravações na íntegra é sempre elucidativo e ajuda a refletir e a delinear novas categorias de análise.

No processo de transcrição importa seguir as regras que determinam como transcrever enunciados, alternâncias, intervalos, finais de frases, entre outras, bem como verificar a transcrição face à gravação e garantir o anonimato dos participantes (evitar referência a nomes, locais e eventos) (Flick, 2014). Existem manuais de regras e códigos de transcrição de dados verbais que se deve consultar antes de dar início ao processo de transcrição (Jenks, 2011; Ten Have, 2007). De seguida, no Quadro 14 apresentam-se exemplos de convenções para a transcrição.

QUADRO 14 – Exemplos comuns de convenções para a transcrição

[	Sobreposição da fala: ponto exato no qual uma pessoa começa a falar enquanto a outra ainda estiver a falar, ou no qual ambas começam a falar simultaneamente, resultando na sobreposição da fala.
]	Ponto exato no qual termina a sobreposição da fala.
(0.2)	Pausas: dentro e entre os revezamentos dos locutores, em segundos.
"Lon:::"	Sons ampliados: extensões de som representadas por dois pontos, em proporção à duração da extensão.
Palavra	O sublinhado demonstra o realce ou a ênfase.
"pes-"	Um hífen indica a interrupção da palavra/som.

.hhhh	As entradas de ar durante a respiração, que sejam percetíveis, são transcritas como ".hhhh" (o número de repetições da letra h é proporcional à duração).
PALAVRA	Um som mais elevado é demonstrado por letras maiúsculas.
(palavras...)	Os parênteses delimitam uma transcrição incerta, encerrando 'o melhor palpite' do transcritor.
"Hmm", "Mm", "Ah"	Indicação de interjeições.
("suspirou"), ("riu-se")	Indicação de sons não-verbais (p. ex. emocionais).
( )	Os parênteses vazios indicam a impossibilidade de transcrever o que foi dito por ser inaudível ou não se perceber. O tamanho do espaço entre parênteses indica a duração do discurso não transcrito.
((palavras...))	Os parênteses duplos contêm comentários e descrições do transcritor, por exemplo em relação a fenómenos não linguísticos (p. ex. ((tosse))).

Dados Secundários

Diversos documentos escritos, áudio e visuais são utilizados como fonte de dados secundários, especialmente em três situações:
1. Quando contêm conteúdos que contribuem para conhecer o objeto da investigação;
2. Quando oferecem a perspetiva e a visão dos atores-chave ou das instituições relevantes para a temática em estudo;
3. Quando podem contribuir para uma contextualização histórica e/ou sociocultural do objeto de estudo.

Os documentos recolhidos podem ser distinguidos entre materiais que ainda não foram alvo de análise e que podem ser reestruturados de acordo com os objetivos da investigação, e materiais que constituem contribuições de diversos autores sobre um determinado assunto (Gil, 2008). De facto, é necessário diferenciar os documentos de 'primeira mão', que não receberam ainda qualquer tipo de tratamento analítico (documentos oficiais, reportagens de jornal, cartas, contratos, diários, filmes, fotografias, gravações, entre outros), e os documentos de 'segunda mão', que de alguma forma contêm dados que já foram analisados por outras pessoas (relatórios de investigação, relatórios de empresas, entre outros) (Gil, 2008).

Tal como já mencionado, ao selecionar-se documentos como uma fonte secundária de dados da investigação é importante considerar a credibilidade, a representatividade e a validade dos documentos para a compreensão do objeto de estudo. Neste sentido, um dado secundário deve ser considerado uma fonte de dados a ser analisada, e não uma informação em si a ser utilizada diretamente como um resultado da investigação. Por exemplo, não se pode recorrer a uma informação transmitida num jornal ou na *internet* e colocá-la diretamente no relatório de resultados. Contudo, essa informação pode ser um indicador importante para procurar descobrir outras informações de caráter científico ou, ainda, permitir analisar a visão da imprensa ou de uma instituição sobre um determinado tema.

De qualquer forma há que ter em atenção que as fontes secundárias podem apresentar dados recolhidos ou tratados de forma limitada ou errónea. Assim, um trabalho fundamentado nessas fontes tenderá a reproduzir ou a ampliar os seus erros e vieses. De modo a evitar ou a minimizar esta possibilidade, o investigador deve assegurar-se das condições em que os dados foram obtidos e analisar em profundidade cada informação para que possa identificar possíveis incoerências ou contradições. Adicionalmente sugere-se que o investigador recorra e consulte diversas fontes, conferindo cuidadosamente os dados mencionados (Bowen, 2009; Gil, 2008).

Para o tratamento dos dados secundários, sejam escritos, áudio ou visuais, e à semelhança dos dados primários, é fundamental a sua identificação e classificação através de uma ficha de documentação com as seguintes informações: data, autor/autores, tipo de documento (jurídico, institucional, pessoal, imprensa, entre outros), contexto, suporte (imprensa, manuscrito, vídeo, *internet*, fotografia) e conteúdo.

Após a recolha e identificação dos documentos é importante desenvolver um plano de organização dos mesmos que passa por efetuar cópias dos documentos originais, fazer anotações e ordená-los (O'Leary, 2014). A ordenação dos documentos consiste na operação de unir os elementos ou unidades de um conjunto, relacionando-os uns com os outros de acordo com uma ordem preestabelecida. No tipo de ordenação de primeiro nível, os documentos são ordenados de forma cronológica ou alfabética. Numa ordenação de segundo nível, os documentos são ordenados segundo critérios mais complexos como as ordens numérica, numérica cronológica, alfanumérica, ou por conceitos ou assuntos.

Dependendo do âmbito do estudo, também poderá ser importante identificar e sistematizar a informação sobre o contexto histórico e sociopolítico do documento a analisar e do autor que o produziu (Cellard, 2008). Por exemplo, quando se trata de um documento histórico, pode ser que apenas um grupo social tivesse oportunidade de elaborar esse documento e, assim, este apenas expressa a visão desse grupo. Também é fundamental estar atento à relação que existe entre o(s) autor(es) do documento e o seu conteúdo. Destaca-se ainda que se deve considerar a natureza do documento: "é o caso, entre outros, de documentos de natureza teológica, médica, ou jurídica, que são estruturados de forma diferente e só adquirem um sentido para o leitor em função de seu grau de iniciação no contexto particular de sua produção" (Cellard, 2008, p. 302).

4.2. Análise e interpretação de dados

Após a organização e sistematização dos dados segue-se a fase de análise de dados e de interpretação dos mesmos.

O processo de análise de dados consiste na extração de significado dos dados a partir do texto ou imagem e tem como objetivo apresentar e sumarizar os dados de modo a permitir a obtenção de respostas à questão de investigação. Este processo envolve várias ações, nomeadamente preparar e organizar os dados (abordado no subcapítulo 4.1.), realizar diversas análises dos dados, aprofundar a sua compreensão, fazer a sua representação e, por último, fazer uma interpretação do seu significado mais alargado (Creswell & Creswell, 2018). No final, os resultados devem contemplar e retratar os significados ou as intencionalidades dos indivíduos, grupos ou documentos estudados, bem como a dinâmica da interação e a interdependência entre os elementos analisados.

O raciocínio subjacente ao processo de análise de dados deriva do modelo teórico assumido, que pode ser essencialmente dedutivo ou indutivo. No raciocínio dedutivo, partindo-se de um universo geral já constituído para uma particularidade, o investigador procura empregar ao material recolhido uma estrutura de base teórica que determina *a priori* as principais categorias e subcategorias de análise, bem como as definições, os exemplos e as regras de codificação das categorias deduzidas. Desta forma, o investigador delimita exatamente em que circunstâncias um excerto do texto pode ser codificado com uma categoria (Figura 5).

**FIGURA 5 – Fases do modelo dedutivo
(traduzido de Mayring, 2014)**

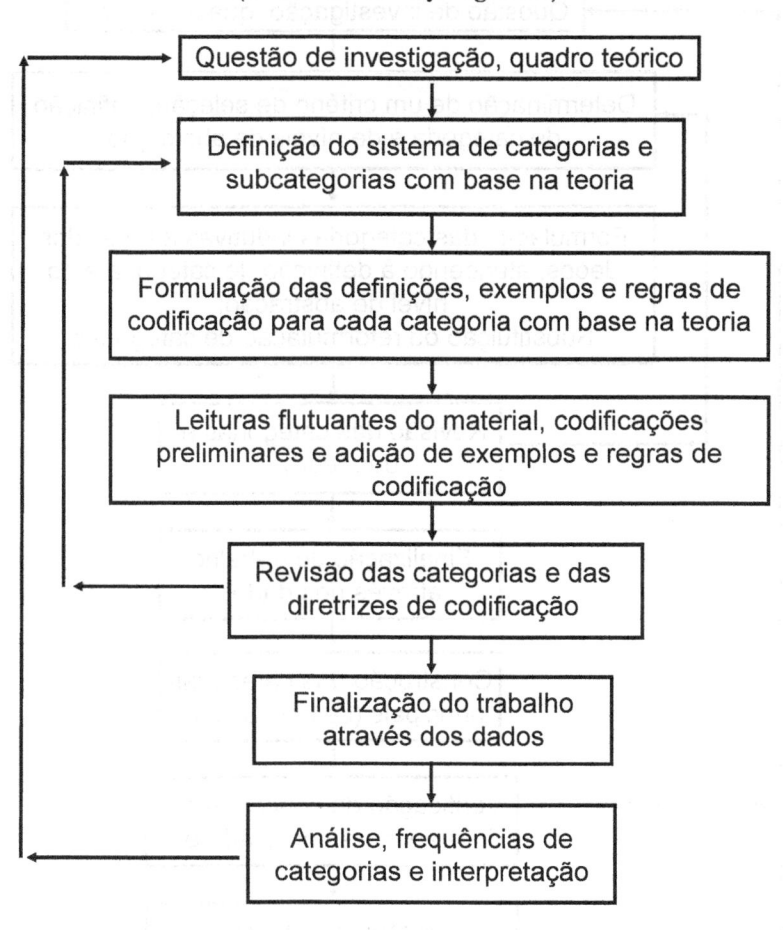

```
┌─→ Questão de investigação, quadro teórico
│        ↓
│   Definição do sistema de categorias e
│   subcategorias com base na teoria ←──┐
│        ↓                              │
│   Formulação das definições, exemplos e regras de
│   codificação para cada categoria com base na teoria
│        ↓                              │
│   Leituras flutuantes do material, codificações
│   preliminares e adição de exemplos e regras de
│   codificação
│        ↓                              │
│   Revisão das categorias e das ───────┘
│   diretrizes de codificação
│        ↓
│   Finalização do trabalho
│   através dos dados
│        ↓
└── Análise, frequências de
    categorias e interpretação
```

No raciocínio indutivo este processo é inverso, construindo-se a teoria do particular para o geral. Neste sentido, procurando inferir sobre uma teoria, o investigador parte dos dados recolhidos e formula as categorias de análise indutivamente. Assim, as abstrações teóricas formam-se e consolidam-se ao longo da análise dos dados, num processo circular de verificação, revisão e redução de categorias (Figura 6).

FIGURA 6 – Fases do modelo indutivo
(traduzido de Mayring, 2014)

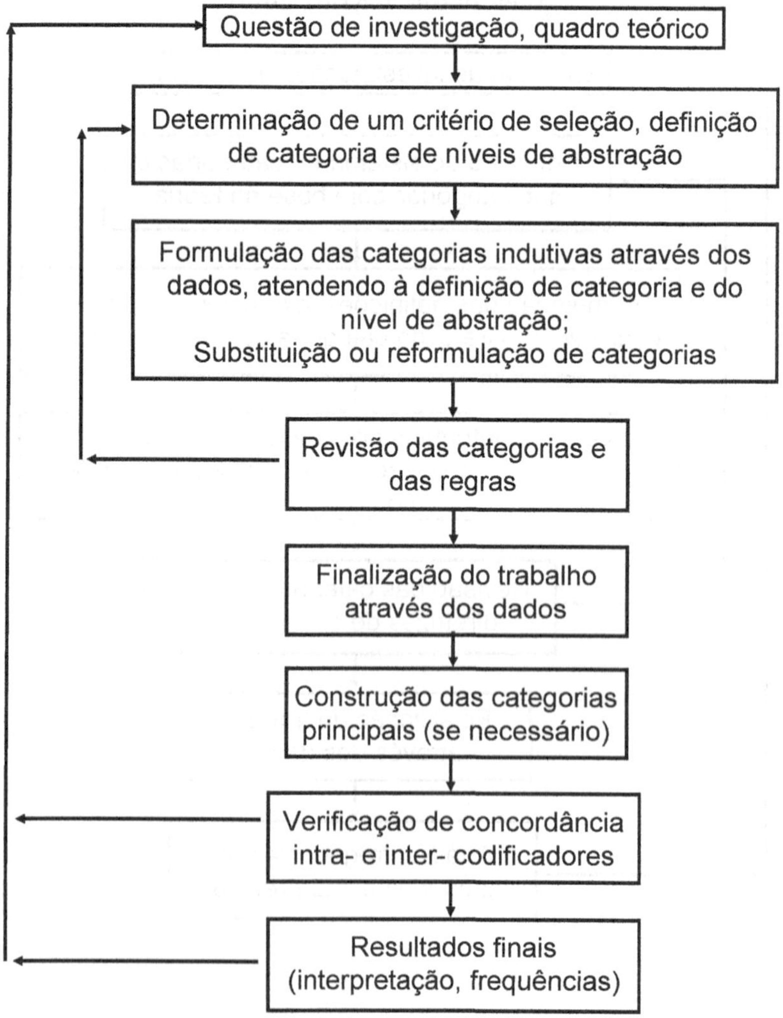

```
Questão de investigação, quadro teórico
              ↓
Determinação de um critério de seleção, definição
de categoria e de níveis de abstração
              ↓
Formulação das categorias indutivas através dos
dados, atendendo à definição de categoria e do
nível de abstração;
Substituição ou reformulação de categorias
              ↓
Revisão das categorias e
das regras
              ↓
Finalização do trabalho
através dos dados
              ↓
Construção das categorias
principais (se necessário)
              ↓
Verificação de concordância
intra- e inter- codificadores
              ↓
Resultados finais
(interpretação, frequências)
```

Os processos de análise sistemática de dados qualitativos variam de estudo para estudo, dependendo do âmbito e propósito da investigação, do material a analisar e da escolha do estilo analítico (que pode variar com o grau com que as categorias são predeterminadas ou fundadas teoricamente para a interpretação).

Na verdade, o equilíbrio entre flexibilidade e rigidez é um desafio exigente na análise qualitativa. Neste sentido, o investigador deve explicitar os princípios e as opções metodológicas subjacentes ao reconhecimento de temas ou padrões e à criação de categorias. Deve assim evitar referir apenas de forma genérica que na análise de dados o material foi codificado por temas, resultando em algumas categorias.

Na investigação qualitativa em saúde, o processo de análise de dados possui geralmente um caráter emergente e predominantemente indutivo, permitindo que o investigador reflita continuamente sobre os dados recolhidos. A análise é um processo que envolve a utilização de dados abertos, o que exige fazer perguntas gerais e desenvolver uma análise a partir das informações fornecidas pelos participantes (Creswell & Creswell, 2018).

Adicionalmente, a análise de dados é um processo contínuo. À medida que os dados são recolhidos, o investigador procura identificar temas e relações, construindo interpretações, gerando novas questões e/ou aperfeiçoando as anteriores, o que, por sua vez, o leva a procurar obter novos dados, complementares ou mais específicos, que testem as suas interpretações num processo de 'sintonia fina' que permanece até à análise final. Trata-se de um processo complexo e não linear, no qual se procura identificar dimensões, categorias, tendências e padrões, com o objetivo de desvendar os seus significados. Isto requer um trabalho de redução, organização e interpretação dos dados. Assim, com a análise de dados procura-se identificar, explorar e compreender os significados e intencionalidades do objeto empírico (o que foi recolhido) de modo a refletir sobre as questões de investigação formuladas inicialmente.

Por seu lado, a interpretação dos dados, ou seja, a procura do sentido mais amplo dos dados analisados, é compreendida como um processo que ocorre após a análise, embora estes dois processos estejam relacionados nas investigações qualitativas. Na verdade, um aspeto muito relevante a reter é que a análise e a interpretação dos dados, apesar de serem dois processos concetualmente distintos, estão intrinsecamente relacionados. Ambos devem basear-se no quadro teórico, concetual e metodológico previamente adotado, bem como na conjugação ou confronto com outros conhecimentos anteriormente obtidos.

Em investigação qualitativa, tanto a análise e como a interpretação têm como foco explorar o "conjunto de opiniões e representações sociais sobre o tema que se pretende investigar. Esse estudo do material não precisa abranger a totalidade das falas e expressões dos interlocutores porque, em geral, a dimensão sociocultural das opiniões e representações de um grupo que tem as mesmas características costuma ter muitos pontos em comum, ao mesmo tempo em que apresentam singularidades próprias da biografia de cada interlocutor. Por outro lado, também devemos considerar que haverá sempre diversidade de opiniões e crenças dentro de um mesmo segmento social e a análise qualitativa deve dar conta dessa diferenciação interna dos grupos. Assim, ao analisarmos e interpretarmos informações geradas por uma investigação qualitativa, devemos caminhar tanto na direção do que é homogéneo quanto no que se diferencia dentro de um mesmo meio social" (Minayo et al., 2007, p. 79-80).

Para a análise de dados de natureza qualitativa pode-se recorrer a diferentes técnicas (Creswell & Creswell, 2018; Flick, 2014; Minayo, 2013). Diferentes autores propõem conceitos diversos para denominar e descrever o processo de análise de dados qualitativos. Importa realçar que mais do que priorizar um autor específico procura-se apresentar de forma geral e sintetizada as componentes básicas da análise de dados, comummente referidas pelos diversos autores e utilizadas na investigação qualitativa em saúde.

Uma das técnicas mais frequentemente utilizadas na investigação qualitativa em saúde pública é a da análise de conteúdo. A análise de conteúdo é definida como um conjunto de técnicas de análise de textos que visam obter, por procedimentos sistemáticos e objetivos de descrição do conteúdo, indicadores (qualitativos ou quantitativos) que permitam atingir uma compreensão dos significados das mensagens num nível que ultrapassa uma leitura comum (Bardin, 2016).

Todo o material cuja palavra é o meio de expressão da realidade pode ser objeto da análise de conteúdo, incluindo jornais, revistas, cartas, mensagens, discursos oficiais, entrevistas, narrativas, documentos diversos, entre outros.

De forma global, a técnica de análise de conteúdo tem como propósitos (Bardin, 2016):
- Analisar mensagens (conteúdo e expressão desse conteúdo), procurando obter critérios (qualitativos ou quantitativos) que permitam inferir sobre a realidade subjacente à mensagem;
- Produzir documentos secundários que proporcionem informação e que reúnam os resultados do processamento analítico-sintético da informação científica recolhida a partir das fontes primárias;
- Proceder a seleções que permitam conservar ou rejeitar um documento, determinar a forma e o nível de tratamento posterior e estabelecer as categorias de ordenação do documento;
- Armazenar para recuperar, ou seja, manter sistemas de recuperação (índices, catálogos, bases de dados, e outros) atualizados e devidamente ordenados.

A análise de conteúdo não deve ser desenvolvida estritamente vinculada ao texto ou à técnica, num formalismo excessivo, que prejudique a capacidade intuitiva do investigador, mas também não deve ser subjetiva de forma a que os próprios valores e ideias preconcebidas do investigador sejam impostos na análise e o texto funcione meramente como uma confirmação.

O esforço no desenvolvimento teórico e metodológico das técnicas de análise de dados tem procurado ultrapassar o nível do senso comum e do subjetivismo e assegurar o rigor através de uma vigilância crítica do processo de análise, interpretação e comunicação dos dados qualitativos (Minayo, 2013). Neste âmbito, os critérios fundamentais exigidos para testar o rigor científico de uma análise incluem (Minayo, 2013):
- Utilizar amostras de participantes obtidas através de procedimentos sistemáticos;
- Questionar sobre a validade dos procedimentos de recolha e dos dados;
- Utilizar codificadores que permitam a verificação de fidelidade;
- Salientar a análise de frequência como critério de objetividade e cientificidade;
- Definir, dentro do possível, indicadores para medir a produtividade da análise.

De forma global, a análise de dados operacionaliza-se em três principais fases (Figura 7): a pré-análise, a exploração do material e, por último, o tratamento dos resultados e interpretações (Bardin, 2016).

FIGURA 7 – Desenvolvimento de uma Análise (Bardin, 2016)

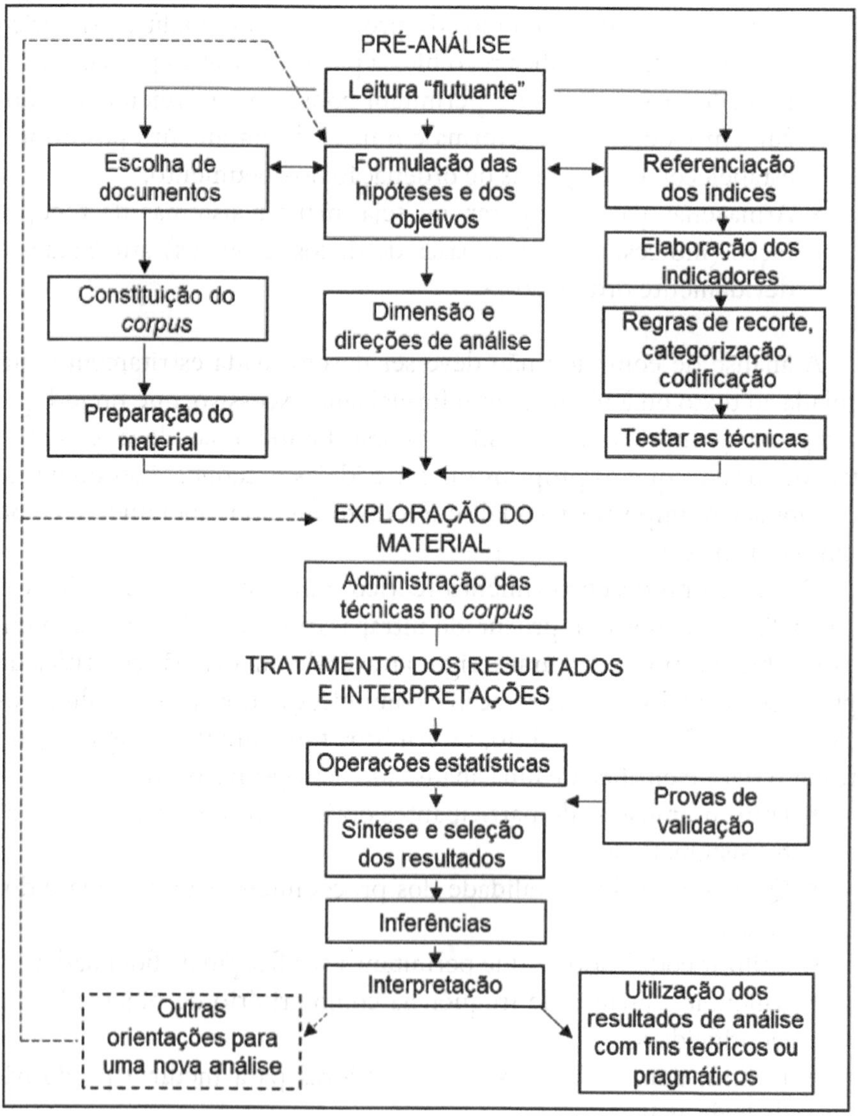

```
PRÉ-ANÁLISE
    Leitura "flutuante"

Escolha de          Formulação das          Referenciação
documentos    ←→    hipóteses e dos    ←→   dos índices
                    objetivos
    ↓                   ↓                       ↓
Constituição do     Dimensão e              Elaboração dos
corpus              direções de análise     indicadores
    ↓                                           ↓
Preparação do                               Regras de recorte,
material                                    categorização,
                                            codificação
                                                ↓
                                            Testar as técnicas

EXPLORAÇÃO DO MATERIAL
    Administração das técnicas no corpus

TRATAMENTO DOS RESULTADOS E INTERPRETAÇÕES
    Operações estatísticas    ←    Provas de validação
    Síntese e seleção dos resultados
    Inferências
    Interpretação

Outras orientações           Utilização dos resultados
para uma nova análise        de análise com fins
                             teóricos ou pragmáticos
```

Pré-Análise

A pré-análise, sendo uma fase de organização, tem como finalidade sistematizar as ideias iniciais relativas às operações a realizar para o plano de análise (Bardin, 2016). Nesta fase realizam-se leituras 'flutuantes' do material, formulação de hipóteses e objetivos para a análise e definição das dimensões e direções da análise de dados (Bardin, 2016). É assim na pré-análise que se constitui o *corpus*, isto é, o conjunto dos documentos selecionados para serem submetidos ao processo de análise, e se prepara o material para as fases seguintes de análise. Importa referir que para a constituição do *corpus* é necessário considerar algumas regras (Bardin, 2016):

- Exaustividade – uma vez definido o *corpus* (entrevistas, respostas a um questionário, etc.) é preciso ter em conta todos os seus elementos. Não se pode excluir elementos por qualquer razão (dificuldade de acesso, aparente pouca pertinência ou inutilidade) que não possa ser justificável no plano do rigor;
- Representatividade – a amostragem diz-se rigorosa se a amostra de material a analisar constituir uma parte representativa do universo, ou seja, de todo o material disponível. Neste caso, os resultados obtidos para a amostra de material em análise poderão ser generalizados para o conjunto de todos os documentos;
- Homogeneidade – os documentos selecionados devem ser homogéneos, isto é, devem obedecer a critérios precisos de escolha e não apresentar demasiada singularidade fora desses critérios;
- Pertinência – os documentos escolhidos devem ser adequados enquanto fonte de informação, de modo a corresponderem ao objetivo que suscita a análise (objetivo da investigação).

Constituído o *corpus* para análise procede-se novamente a leituras 'flutuantes' de todo o material, com o intuito de apreender o sentido geral da informação e organizar de forma não estruturada aspetos importantes para as próximas fases da análise. Estas leituras 'flutuantes' permitem conhecer e estabelecer contacto com o texto a analisar, captando impressões e orientações. Desta forma possibilitam confirmar a relação entre o material recolhido, as hipóteses e os objetivos definidos, bem como explicitar dimensões e direções de análise (Bardin, 2016). Por fim, na pré-análise procura-se elaborar indicadores, definir regras a utilizar na posterior categorização e codificação, e testar técnicas a adotar que irão fundamentar a interpretação final. Por exemplo, a frequência com que os temas se repetem ao longo dos textos nos documentos analisados pode constituir um indicador da sua importância (Bardin, 2016).

As atividades descritas, embora estreitamente ligadas umas às outras, não se sucedem, necessariamente, segundo uma ordem cronológica: o material obtido depende dos objetivos e a definição do objetivo só é possível tendo em conta o material disponível; os indicadores são construídos em função das questões de investigação e as questões de investigação podem ser reformuladas na presença de certos indicadores (Bardin, 2016).

Exploração do Material

Finalizada a pré-análise inicia-se a exploração do material propriamente dito. Esta fase, longa e exaustiva, consiste essencialmente na categorização e codificação do material (Bardin, 2016).

Primeiramente organiza-se o material em segmentos de texto, que posteriormente são agrupados em categorias e subcategorias, transformando-se deste modo a informação em bruto em informação que pode ser trabalhada (Creswell & Creswell, 2018). Nesta etapa começam a individualizar-se aspetos que parecem ser interessantes para a análise (ideias, palavras-chave...).

Procede-se à categorização dos dados, agrupando elementos de acordo com características que os aproximam e que os afastam de outros, num processo de redução do texto às expressões significativas. Neste sentido, é necessário definir as categorias de análise, que podem ser criadas a partir das categorias teóricas ou empíricas (Flick, 2014).

As categorias de análise são rubricas ou classes que agrupam sob o mesmo título genérico um conjunto de elementos (unidades de análise) que têm características comuns entre si (Bardin, 2016). As unidades de análise podem constituir-se em:

- unidades de registo – recortadas pelo seu significado e que podem constituir palavras, frases, temas, personagens e acontecimentos indicados como relevantes na pré-análise;

- unidades de contexto – auxiliares de compreensão das unidades de registo;
- unidades de enumeração – critérios que presidem à quantificação das unidades de registo, regras de contagem em termos de presença/ausência de elementos, frequência, intensidade e direção (Bardin, 2016; Minayo, 2013).

No processo de categorização é importante assegurar que as categorias são (Bardin, 2016):
- Exaustivas – todas as unidades de registo podem ser colocadas numa das categorias;
- Mutuamente exclusivas – cada unidade de análise não pode existir em mais do que uma categoria. Em alguns casos, o cumprimento desta regra irá exigir do investigador uma certa adaptação;
- Homogéneas – um único critério deve orientar a organização e seleção das unidades de análise para as diferentes categorias;
- Pertinentes – o sistema de categorias deve ser pertinente para as questões de investigação, coerente com o quadro concetual do estudo e adaptado ao material de análise;
- Objetivas e Fidedignas – as diferentes partes de um mesmo material, ao qual se aplica a grelha categorial, devem ser codificadas da mesma forma, mesmo quando submetidas a várias análises;
- Produtivas – o conjunto de categorias deve fornecer resultados férteis (em índices de inferências, em novas questões de investigação e em novos dados).

Neste processo é comum utilizar-se grelhas de análise, relacionando os temas de análise com as categorias e as subcategorias (Quadro 15).

Quadro 15 – Exemplo de Grelha de Análise

Tema	Indicador Geral de Análise	
	Categorias	Subcategorias
Saúde sexual e reprodutiva	Métodos contracetivos	Pílula contracetiva
		Preservativo
		(...)
	Infeções sexualmente transmissíveis (IST)	Conhecimento sobre IST
		Medidas preventivas
		(...)
	(...)	(...)
Acesso e utilização dos serviços de saúde	Padrões de utilização dos serviços de saúde	Frequência de utilização
		Tipos de serviços utilizados
		(...)
	Barreiras no acesso e utilização dos serviços de saúde	Características dos serviços (localização, horários, custos)
		Atitude dos profissionais de saúde
		Desconhecimento sobre como aceder aos serviços
		(...)
	(...)	(...)

Nesta componente é frequentemente utilizada a análise temática, que privilegia a noção de tema enquanto unidade de significação (Bardin, 2016). Pode-se também referir a *framework analysis*, aplicada por exemplo à investigação em políticas de saúde, e que é semelhante à análise temática, mas mais estruturada (Ritchie & Spencer, 2002).

Tratamento dos Resultados e Interpretações

O último momento da análise dos dados é o tratamento dos resultados e as interpretações. Nesta etapa procura-se sumariar os dados, construindo-se textos descritivos, analíticos e críticos, destacando-se generalidades, singularidades e intensidade dos conteúdos, relações entre as diferentes categorias e relações entre os dados do conteúdo e dados contextuais (Gil, 2008). O recurso às citações na apresentação dos resultados é útil para ilustrar as perspetivas dos participantes acerca de um determinado tema. A escolha das citações a apresentar deve ter em conta a força da opinião ou crença que refletem, e as semelhanças ou disparidades de posições.

Os resultados podem também ser representados em tabelas (de ocorrência ou síntese), em quadros ou em gráficos. Os resultados podem ainda ser submetidos a operações estatísticas que permitem estabelecer tabelas de resultados, diagramas e modelos que condensam e destacam as informações fornecidas pela análise (Bardin, 2016).

Com base nos resultados, o investigador pode propor inferências que consistem na passagem explícita e controlada da descrição dos resultados para a sua interpretação. Neste sentido, o investigador assume que as palavras na mensagem são indicadores válidos de perspetivas, intenções e expetativas que são baseadas nas condições, eventos ou circunstâncias em que o discurso foi produzido (Bardin, 2016). As inferências interpretativas decorrem da exploração dos resultados e da sua articulação com as referências teóricas e as próprias interpretações do investigador. O investigador realiza interpretações previstas pelo seu quadro teórico e apresenta outras pistas em torno de dimensões teóricas sugeridas pela leitura do material (Minayo, 2013). Adicionalmente, os resultados obtidos, a confrontação sistemática com o material e o tipo de interpretações realizadas podem orientar outras análises em torno de novas dimensões teóricas ou executadas através de técnicas diferentes (Bardin, 2016).

Por fim, de forma global, há algumas considerações a ter em conta na realização de uma análise de dados (Creswell & Creswell, 2018; Flick, 2014):
- As possibilidades de análise de um texto são inesgotáveis;

- A análise de conteúdo utiliza conceitos próprios, portanto é sempre importante esclarecer o seu significado e clarificar as opções metodológicas adotadas, considerando que a maioria dos leitores não tem conhecimento acerca da técnica de análise;
- A análise de conteúdo possibilita a utilização de diferentes estratégias de análise no seu desenvolvimento metodológico, mas, ao mesmo tempo, evidencia os seus limites e falácias subjacentes. Desta forma, a procura de critérios de validade e de confiabilidade deve ser considerada pelo investigador de forma a reduzir estas limitações, inerentes à própria técnica.

Softwares para análise de dados

Independentemente da técnica escolhida para a análise de dados qualitativos, o rigor deve estar presente em todas as fases de organização, sistematização, análise e interpretação dos dados. A utilização de procedimentos rigorosos permite conferir qualidade à análise de dados, assim como assegurar a transparência e a clareza do processo de análise realizado (Minayo, 2012). De forma complementar, "o investigador é um ator ativo, que indaga, que interpreta, e que desenvolve um olhar crítico" (Minayo, 2012, p. 624). Neste contexto, o investigador deve recorrer a todas as opções disponíveis para assegurar a qualidade da sua investigação.

A investigação qualitativa tende a produzir uma elevada quantidade de dados pouco estruturados que requerem um grande investimento na sua organização, sistematização e análise. Os *softwares* de suporte à investigação qualitativa são um exemplo de ferramenta que oferecem apoio a estas etapas. Neste sentido, os *softwares* permitem analisar um grande volume de dados de diferentes tipos (textuais, visuais, áudio), explorar diversos métodos e técnicas de análise, bem como codificar, categorizar e interpretar os dados de forma rigorosa e menos demorada. Os *softwares* podem apoiar em várias estratégias de análise, nomeadamente no desenvolvimento de esquemas de categorização e codificação de segmentos de textos, na verificação de códigos observando a frequência, a consistência e a omissão, na pesquisa por semelhanças ou diferenças, entre outras. Os *softwares* podem também auxiliar na interpretação e apresentação dos dados, por exemplo através da classificação de dados em grupos, do uso de sistemas de categorias, de variáveis, de tabelas, de cores e de pesos a segmentos de textos. De forma global, o uso de *software* torna mais rápida e eficiente a gestão de dados, ao mesmo tempo que reduz a complexidade do processo de análise, potenciando o rigor metodológico, a consistência e a transparência analítica (Kaefer, Roper & Sinha, 2015).

Neste contexto tem-se vindo a assistir a uma utilização cada vez maior de programas informáticos de suporte à análise de dados qualitativos, bem como à criação de uma ampla variedade de *softwares*. Cada *software* possui diferentes recursos e ferramentas cuja aplicabilidade pode depender dos objetivos e da natureza da investigação. Assim, cabe ao investigador avaliar qual a utilidade de um *software* para a análise de dados na sua investigação e quais as ferramentas a utilizar.

Apesar da crescente utilização de *softwares* de suporte à análise de dados e das suas vantagens relacionadas com a facilidade e rapidez proporcionada pelo uso do computador e seus recursos, as principais desvantagens estão relacionadas com os riscos de mecanização do processo interpretativo. Neste sentido, o uso de *softwares* depende da capacidade analítica do investigador e da forma como utiliza o *software*. Adicionalmente, na decisão sobre o uso de *software*, o investigador deve assegurar que o mesmo se adapta ao modelo concetual da investigação, às questões em estudo e ao contexto onde decorre a investigação.

De entre os *softwares* mais conhecidos incluem-se os seguintes: Atlas.ti, Dedoose, HyperResearch, MaxQDA, Nvivo, Open Code, QDA Miner, Qualrus, webQDA, e Weft QDA. Sem pretender explorar as potencialidades de um *software* específico, em seguida exemplifica-se a utilização de *softwares* em diferentes etapas do processo de análise.

Na fase de transcrição de material áudio ou vídeo para texto, alguns *softwares* podem otimizar esta tarefa, possuindo uma ferramenta completa de transcrição incorporada, por exemplo com o ajuste da velocidade de reprodução ou do volume de som das gravações (Figura 8).

FIGURA 8 – Transcrição de dados

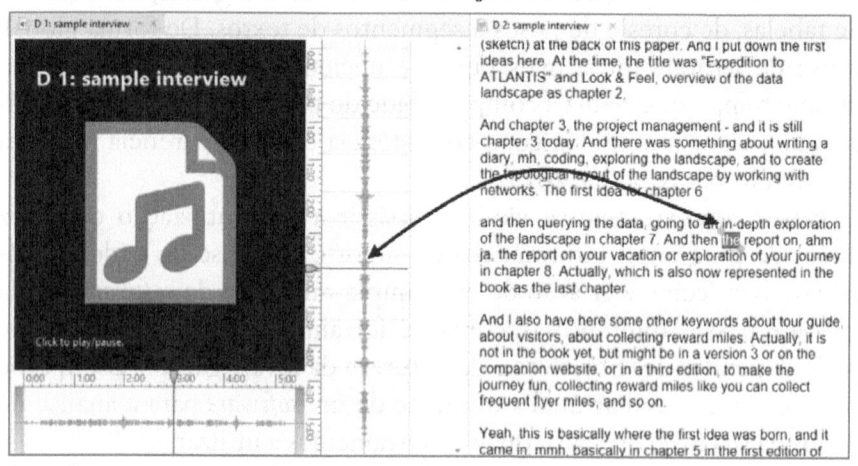

Fonte: http://downloads.atlasti.com/docs/manual/atlasti_v8_manual_en.pdf?

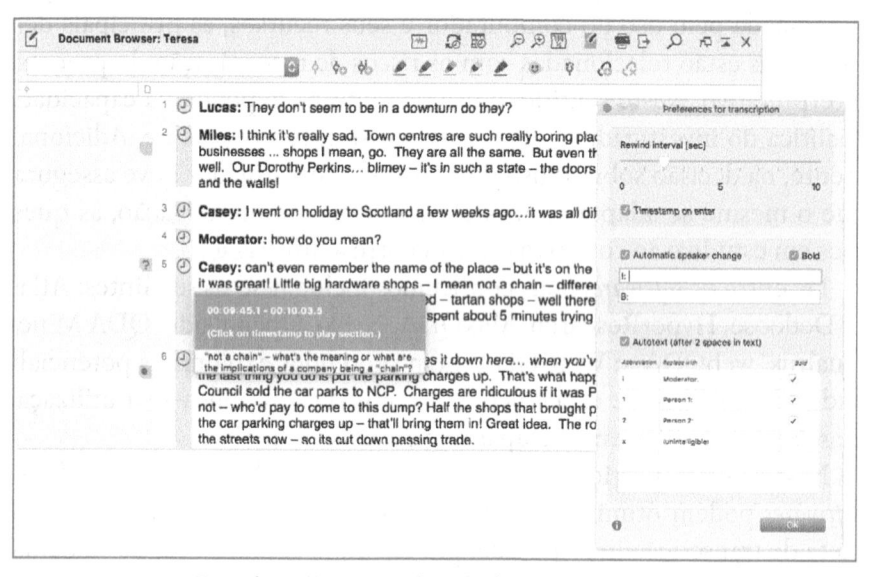

Fonte: https://www.maxqda.com/what-does-maxqda-do.

Os *softwares* permitem importar documentos (transcrições, artigos, media social, conteúdo *web*, respostas abertas), tabelas, imagens ou arquivos multimédia, e organizá-los ou indexá-los em grupos de documentos, códigos ou temáticas de forma a permitir uma procura e localização rápida dos documentos em análise (Figura 9). Permitem ainda efetuar pesquisas de texto, por exemplo averiguar a existência de palavras no *corpus* de dados ou pesquisar as palavras mais frequentes que o investigador designar.

FIGURA 9 – Organização dos dados

Fonte: http://www.adeptscience.co.uk/?attachment_id=15865

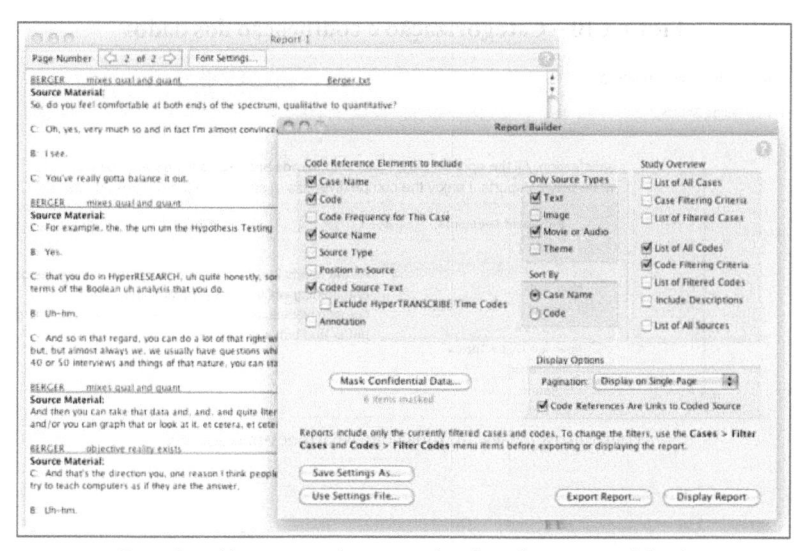

Fonte: http://www.researchware.com/products/hyperresearch.html.

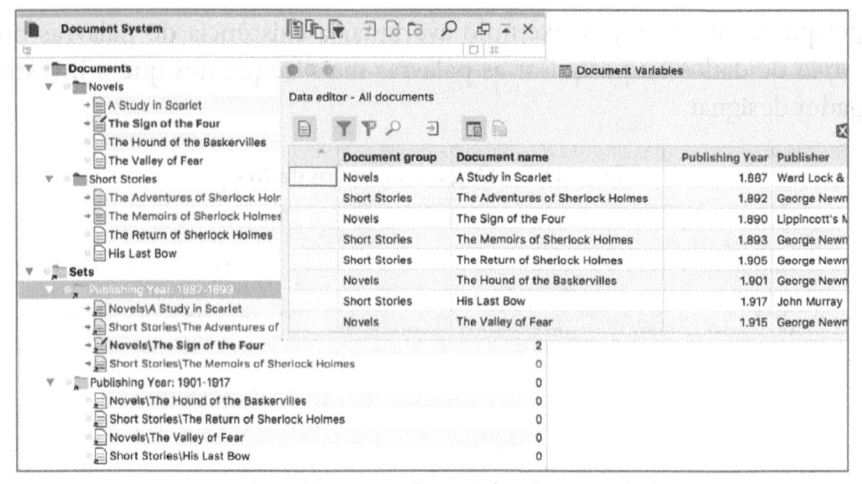

Fonte: https://www.maxqda.com/what-does-maxqda-do.

Vários *softwares* permitem categorizar e codificar os dados através do recurso a códigos, cores ou símbolos, bem como registar pensamentos e teorias em anotações (Figura 10). Entre outras potencialidades, os programas possibilitam criar, remover, unir e mover códigos, bem como alterar o texto a que estão associados, pesquisar e extrair segmentos codificados.

FIGURA 10 – Categorização e codificação dos dados

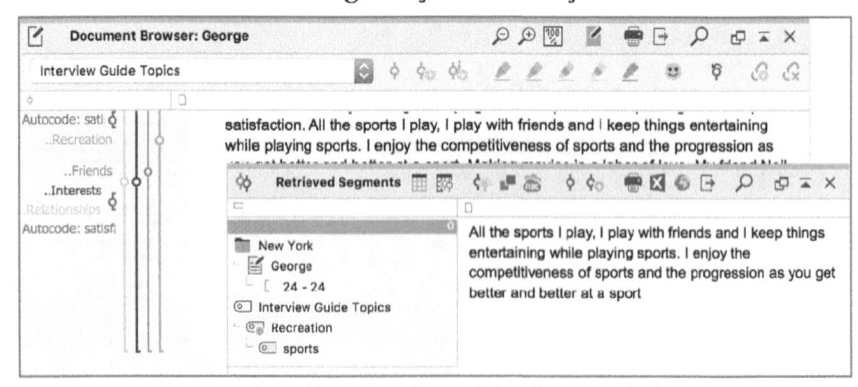

Fonte: https://www.maxqda.com/what-does-maxqda-do.

SISTEMATIZAÇÃO E ANÁLISE DE DADOS

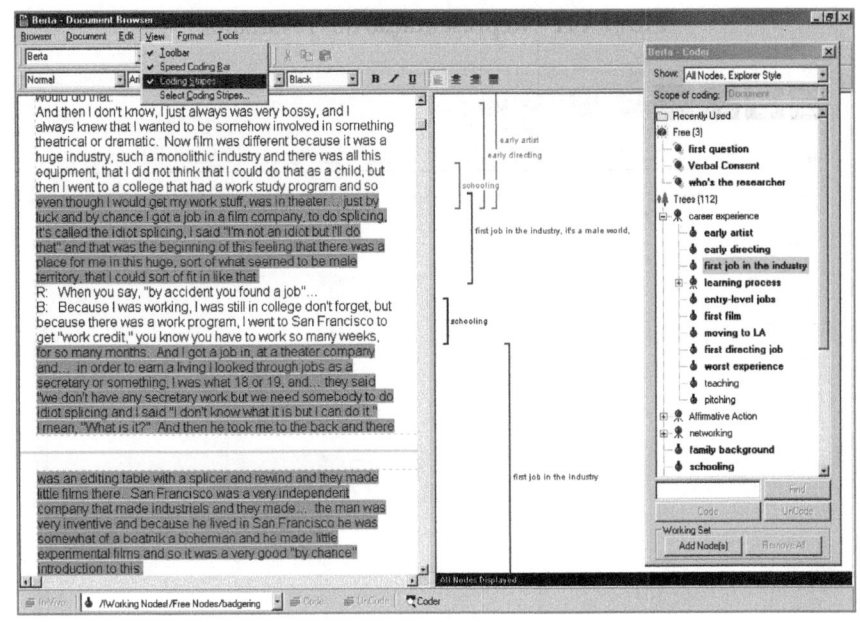

Fonte: http://www.ebabbie.net/resource/NVivo/primer.html

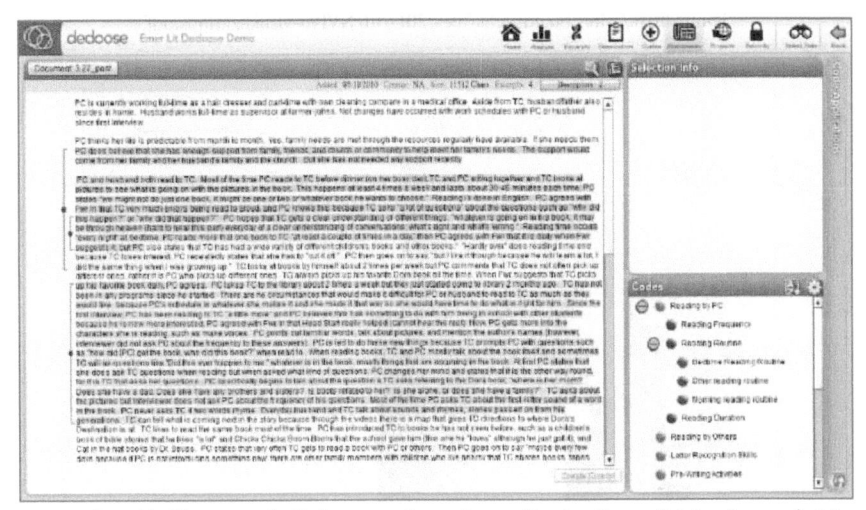

Fonte: http://at.blogs.wm.edu/dedoose-an-alternative-application-for-qualitative-data-analysis/.

Os *softwares* podem ainda auxiliar na apresentação dos resultados obtidos através da representação gráfica em diagramas, tabelas, gráficos, *word clouds* ou figuras de, por exemplo, frequências de categorias existentes em determinados documentos ou de relações entre categorias (Figura 11).

Figura 11 – Representação dos resultados

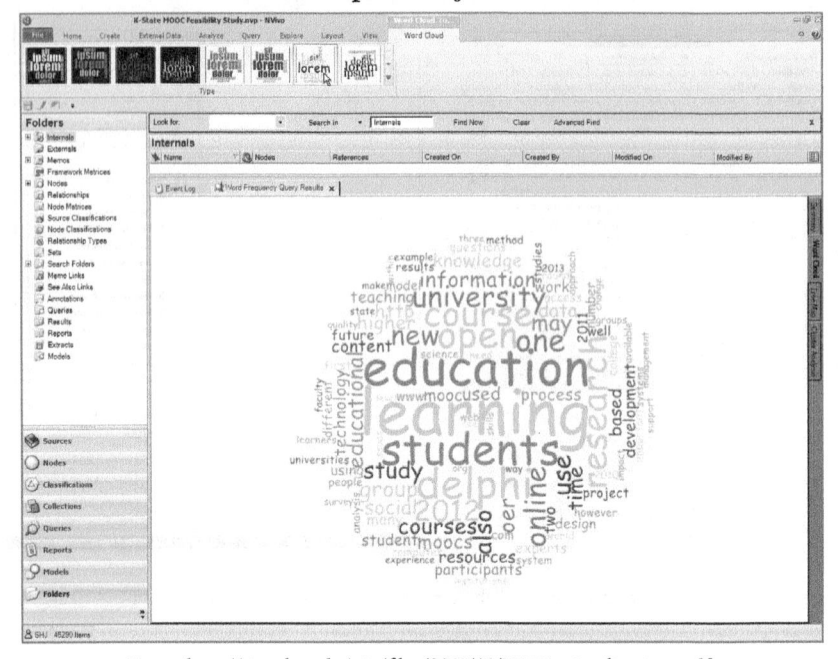

Fonte: http://sites.bu.edu/ciis/files/2017/01/NVIVo-visualizations.pdf.

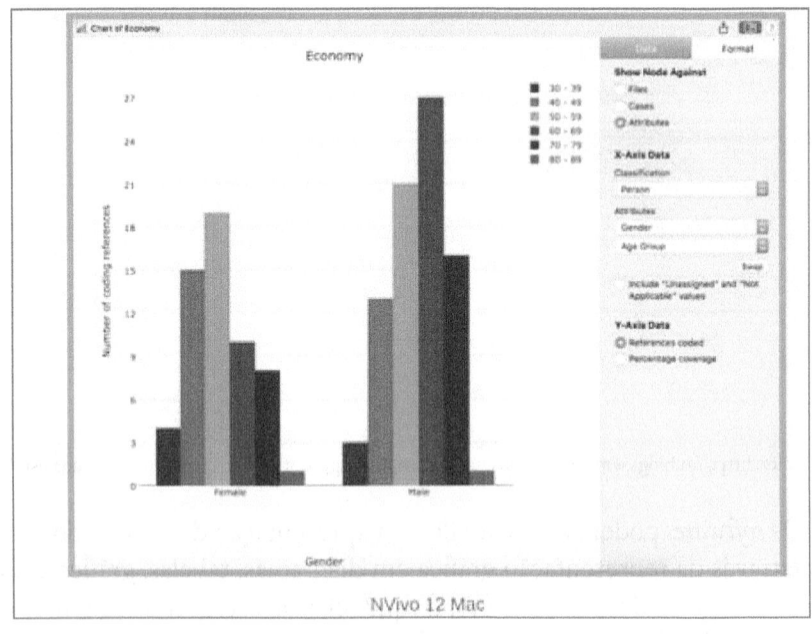

Fonte: https://www.alfasoft.com/en/products/statistics-and-analysis/nvivo/win.html

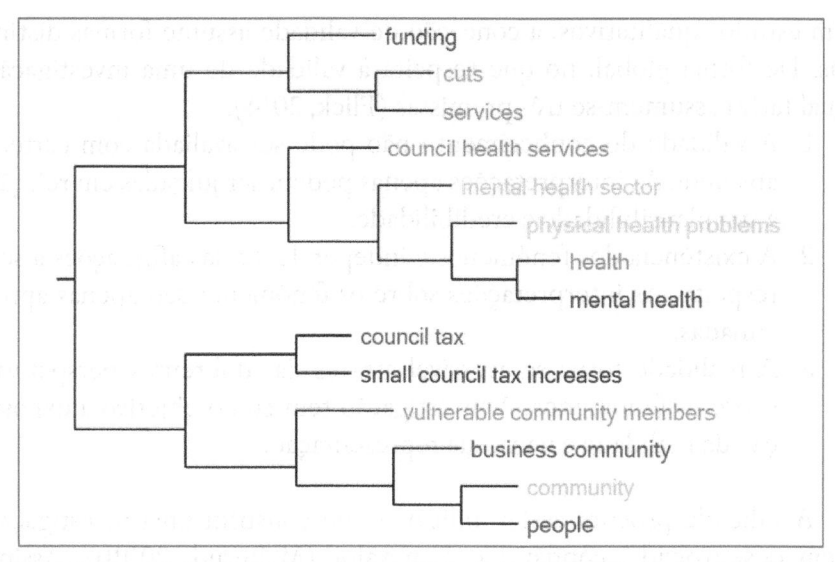

```
                    ┌─── funding
                ┌───┤
                │   ├─── cuts
            ┌───┤   └─── services
            │   │
            │   └─── council health services
            │       ┌─── mental health sector
            │       ├─── physical health problems
────────────┤       │   ┌─── health
            │       └───┤
            │           └─── mental health
            │   ┌─── council tax
            │   ├─── small council tax increases
            └───┤─── vulnerable community members
                │   ┌─── business community
                └───┤   ┌─── community
                    └───┤
                        └─── people
```

Fonte: http://www.qsrinternational.com/nvivo/nvivo-products/nvivo-11-for-windows/visualizations.

4.3. Qualidade, validade e confiabilidade dos resultados

O aumento do interesse nos métodos qualitativos na investigação em saúde pública, como seja na investigação em serviços de saúde, na análise das perspetivas de indivíduos saudáveis ou doentes ou na avaliação de tecnologias de saúde, levou a uma maior preocupação com as questões da qualidade (Kuper, Reeves & Levinson, 2008). De facto, a 'qualidade' na investigação qualitativa em saúde tornou-se motivo de debate extenso e pouco consensual entre autores (Barbour, 2001; Mays & Pope, 2006). Não sendo intuito, neste âmbito, entrar num debate epistemológico nem explorar a variedade de posições, de forma global considera-se que a qualidade na investigação qualitativa pode ser avaliada segundo os conceitos amplos de validade e relevância, embora estes precisem de ser operacionalizados de forma diferente para ter em conta a natureza e os objetivos da investigação qualitativa (Giacomini & Cook, 2000; Malterud, 2001b; Mays & Pope, 2006).

O conceito de validade provém fundamentalmente dos métodos quantitativos e corresponde à extensão em que uma medida representa corretamente o conceito do estudo (Hair Jr., Black, Babin, & Anderson, 2014). Nesta perspetiva, a validade é um atributo que se relaciona com a objetividade e com a possibilidade de repetição do estudo (Flick, 2014).

Em estudos qualitativos, a conceção de validade assume formas distintas. De forma global, no que respeita à validade de uma investigação qualitativa assumem-se três premissas (Flick, 2014):
1. A validade do conhecimento não pode ser avaliada com certeza absoluta. As interpretações apenas podem ser julgadas em relação à sua plausibilidade e credibilidade.
2. A existência dos fenómenos é independente das afirmações a seu respeito. As interpretações sobre os fenómenos são apenas aproximadas.
3. A realidade torna-se acessível através das diferentes perspetivas sobre os fenómenos. A investigação tem como objetivo a exposição da realidade e não a sua representação.

A validade procura assim indicar o que constitui uma investigação bem desenvolvida, confiável e com valor (Malterud, 2001b). Assim, adaptando o conceito quantitativo para estudos qualitativos, a validade será a extensão em que uma investigação traduz verdadeiramente o que o investigador se propôs estudar, em que os seus processos metodológicos são coerentes e em que os seus resultados são consistentes (Giacomini & Cook, 2000).

A validade na investigação qualitativa consiste em explicitar o elo entre os fenómenos que são estudados e a versão que o investigador fornece dos mesmos (Flick, 2014; Malterud, 2001b). Esta questão implica que se procure identificar até que ponto as construções específicas do investigador estão empiricamente fundamentadas nas construções dos sujeitos. No entanto, na investigação qualitativa a conceção de validade e o seu método de aferição não são definidos de acordo com critérios ou conceções únicas, fixas ou universais, mas de acordo com um constructo fortemente ligado aos processos e às intenções de cada estudo e de cada metodologia de investigação (Flick, 2014). Desta forma, diferentes contextos podem propiciar diferentes adaptações dos métodos utilizados. Nas diversas conceções adotadas na investigação científica, a validade refere-se à verificação dos resultados como verdadeiros e confiáveis, isto é, está relacionada com o facto de os resultados refletirem com precisão a situação analisada. Neste prisma, a investigação é considerada válida se as evidências fornecem o apoio necessário às suas conclusões. No entanto, nessa conceção denota-se mais uma vez a influência positivista que compreende a essência da investigação como a busca da verdade. De facto, a investigação qualitativa procura descrever e compreender um fenómeno, e não explicá-lo ou fazer previsões. Esta compreensão circunscreve-se a um contexto específico a partir do qual se obtém um tipo de conhecimento distinto do que é alcançável por procedimentos estatísticos ou por outras formas de quantificação. Em vez de explicar, procura-se descrever. Em vez de prever, procura-se compreender. Em vez de generalizar, procura-se a possibilidade de extrapolar para situações com contextos similares.

Todo o processo de investigação necessita de alcançar o rigor (termo usado no paradigma quantitativo) ou a confiabilidade (termo semelhante utilizado no paradigma qualitativo), que serve como uma medida do quanto se pode 'confiar' nos resultados obtidos na investigação. Assim, em cada paradigma, a investigação deve apresentar um valor da verdade, aplicabilidade, consistência e neutralidade para que possa ter valor científico (Lincoln & Guba, 1985). O Quadro 16 apresenta um paralelismo entre critérios de rigor ou de confiabilidade na investigação quantitativa e na investigação qualitativa, respetivamente.

QUADRO 16 – Paralelismo de critérios de rigor
(investigação quantitativa versus qualitativa)
(adaptado de Lincoln & Guba, 1985)

Pressupostos	Investigação Quantitativa	Investigação Qualitativa
	Rigor ⟹	Confiabilidade
Valor da Verdade	Validade Interna ⟹	Credibilidade
Aplicabilidade	Validade Externa ⟹	Transferibilidade
Consistência	Fidedignidade ⟹	Dependência
Neutralidade	Objetividade	Aplicabilidade ou Confirmabilidade

Assim, utilizando um paradigma quantitativo, o rigor procurado é obtido através da utilização de critérios de validade interna e externa, fidedignidade e objetividade. No paradigma qualitativo procura-se a confiabilidade usando critérios como a credibilidade (a capacidade de confirmação dos dados por parte dos participantes), a transferibilidade (a capacidade dos resultados do estudo serem observados em outros contextos), a dependência (a capacidade dos investigadores externos utilizarem o mesmo método usado pelo investigador), e a aplicabilidade ou confirmabilidade (a capacidade de outros investigadores confirmarem as conceções do investigador) (Lincoln & Guba, 1985).

A credibilidade, termo análogo ao de validade interna num estudo quantitativo, refere-se à medida em que as construções do investigador reproduzem os fenómenos em estudo e os pontos de vista dos participantes. A credibilidade é obtida submetendo os resultados à apreciação dos construtores das múltiplas realidades em estudo (Lincoln & Guba, 1985). Uma forma de se operacionalizar este critério consiste em devolver aos participantes do estudo os resultados da análise realizada pelo investigador (p. ex. através de entrevistas, observações diretas ou indiretas), para que estes possam validar as interpretações do investigador, confirmando que refletem de facto as suas experiências, ideias ou sentimentos. Outra forma consiste na apreciação de pares, isto é, permitir que um par (um colega) que seja um profissional externo ao estudo, mas que tenha conhecimento geral da problemática e do processo de investigação, analise os dados, teste as hipóteses e sobretudo escute as ideias e as preocupações do investigador (Malterud, 2001b). Diversificar técnicas, aumentar a duração e diferenciar os períodos de recolha de dados são também formas de aumentar a credibilidade (Giacomini & Cook, 2000).

No processo de análise de dados é importante que o investigador reflita acerca da capacidade e do alcance da transferibilidade dos resultados. Na investigação quantitativa, este critério diz respeito à validade externa ou generalização, isto é, o grau em que os resultados de um estudo podem ser generalizados à população (Gil, 2008). Na investigação qualitativa, a transferibilidade refere-se à possibilidade dos resultados obtidos num dado contexto serem suscetíveis de se aplicarem a outros contextos similares (Lincoln & Guba, 1985). O problema da transferibilidade na investigação qualitativa reside no facto de os seus enunciados serem, geralmente, construídos para um determinado contexto ou para casos específicos, baseando-se em análises de relações, condições e processos presentes nesse contexto (Flick, 2014). Considerando que se estuda os sujeitos no seu contexto, há muitas particularidades na própria situação que, se estudadas em contextos distintos, podem gerar significados e interpretações diferentes. Assim, qualquer transferibilidade deve ser realizada de forma cautelosa, assinalando-se em que contexto e com base em que teorias as conclusões foram obtidas, para que outros investigadores possam dar novo significado às suas conclusões. Neste sentido é importante definir exaustivamente as características da situação e do grupo, bem como identificar as particularidades dos participantes. É simultaneamente importante reconhecer tanto os limites da investigação qualitativa na capacidade de compreensão da lógica interna, como também na possibilidade de transferibilidade para outras situações e contextos (Malterud, 2001b). Por outro lado, é ainda importante que os resultados obtidos e as análises efetuadas sejam divulgadas e sistematizadas em produtos de investigação (p. ex. relatórios, dissertações, teses, artigos científicos, livros, etc.), de forma a contribuir para a produção de conhecimento científico e sua disseminação.

O critério da dependência, que corresponde ao conceito de fidedignidade numa investigação quantitativa, traduz-se na capacidade de replicar o estudo. Tal só é possível se os instrumentos de investigação forem 'neutros', ou seja, quando aplicados novamente, tenderem a produzir os mesmos resultados (Lincoln & Guba, 1985). Na investigação qualitativa, este tipo de replicabilidade é impossível de obter devido à flexibilidade do desenho de estudo e à constante interação entre investigador e participantes que leva a que os resultados sejam 'irrepetíveis'. Assim, nos estudos qualitativos a questão da fidedignidade poderá ser colocada da seguinte forma: *"Se o estudo fosse replicado por outros investigadores, seguindo os mesmos procedimentos metodológicos e em condições semelhantes, obter-se-iam resultados similares e chegar-se-ia a conclusões idênticas?"*. Uma das formas de aferir este critério é através de uma análise ou 'avaliação' do processo e do próprio método de investigação. A documentação e descrição detalhada de todo o processo de investigação, bem como das decisões metodológicas tomadas, possibilita ao avaliador uma apreciação dos resultados do estudo (Mays & Pope, 2006). Neste sentido, uma das estratégias é assegurar que, face à informação existente, outros investigadores sejam capazes de avaliar o processo de investigação e cheguem a conclusões semelhantes, tendo em conta os dados recolhidos, a perspetiva e a situação.

Por último, a aplicabilidade ou confirmabilidade, correspondente à objetividade na investigação quantitativa, visa certificar que as conclusões do investigador se baseiam explicitamente nos dados obtidos e refletem os conteúdos subjetivos dos sujeitos (Miles, Huberman, & Saldaña, 2014). Neste contexto é importante que se reflita sobre o efeito do investigador em todas as etapas do processo de investigação, e se explicite esses efeitos na publicação do estudo, por exemplo no âmbito da discussão sobre limitações e pontos fortes do estudo, e a transferibilidade dos resultados. Malterud (2001b) argumenta que a subjetividade surge quando o efeito do investigador é ignorado. Neste sentido, um critério que aumenta a qualidade do estudo prende-se com a reflexividade, ou seja, o investigador tem de identificar e clarificar as suas premissas, valores pessoais e expetativas relativamente à investigação que está a conduzir (Malterud, 2001b). Mais especificamente, deve começar por identificar os preconceitos transferidos para o estudo, que muitas vezes são resultado de experiências pessoais e profissionais prévias, as crenças sobre como as coisas são, o que deve ser investigado, a motivação e qualificações para a exploração do campo, bem como os fundamentos teóricos selecionados (Miles et al., 2014).

De forma global, a validade do conhecimento científico depende da qualidade da recolha e análise de dados. Perante os mesmos factos, diferentes investigadores devem obter conclusões semelhantes. Deste modo, e sempre que os processos metodológicos tenham sido corretamente aplicados, não há razões para duvidar da validade e fidedignidade da informação obtida.

Para assegurar a qualidade dos resultados recomenda-se um conjunto de estratégias (Creswell & Creswell, 2018; Mays & Pope, 2006):

i. Realizar uma triangulação de diferentes fontes de informação e técnicas de recolha, examinando as evidências e usando-as para criar uma justificação coesa para os temas;

ii. Validar com os participantes, sempre que possível, os resultados obtidos, devolvendo-lhes o relatório final, as descrições específicas ou os temas, e aferindo se os consideram precisos;

iii. Usar uma descrição aprofundada e detalhada para transmitir os resultados. Esta descrição pode transportar os leitores para o contexto e oferecer à discussão um elemento de experiências compartilhadas;

iv. Recorrer à reflexividade. Fornecer uma descrição clara dos procedimentos de recolha e análise de dados, bem como esclarecer os vieses que possam ter sido introduzidos no estudo. Essa autorreflexão permite criar uma narrativa aberta e honesta;
v. Apresentar informações discrepantes que contrariam os pressupostos sobre os temas. Como a vida real é composta de diferentes perspetivas que nem sempre são coerentes entre si, discutir as informações contrárias permite aumentar a credibilidade do relato dos resultados junto do leitor;
vi. Conceder um tempo prolongado ao processo de recolha de dados no terreno. Desta forma, o investigador desenvolve um entendimento profundo do fenómeno que está a ser estudado e pode transmitir detalhes sobre o local e sobre os participantes, dando mais credibilidade ao relato narrativo;
vii. Usar o interrogatório de pares para uma revisão externa do processo de investigação. Esta estratégia consiste em envolver outro investigador que reveja e questione sobre os métodos, significados e interpretações, de forma a que os resultados sejam aferidos com outros pares além do investigador, aumentando a sua precisão;
viii. Recorrer a um perito externo para rever todo o estudo. O perito é independente do investigador e externo ao projeto, podendo fazer uma avaliação do mesmo durante todo o processo de investigação ou na conclusão do estudo.

Exercícios

1. No Exercício do Capítulo 3 foi proposta a realização de uma entrevista. Com base na gravação efetuada transcreva 1 ou 2 páginas. Siga a convenções propostas para a transcrição de entrevistas.

2. Efetue uma análise de conteúdo do texto transcrito.

3. Pesquise e selecione alguns artigos sobre estudos qualitativos em saúde. Identifique de que forma os autores avaliaram a qualidade da sua investigação e que critérios utilizaram.

Leituras adicionais

Organização e sistematização de dados

Flick, U. (2014). Transcription and data management. In U. Flick, *An introduction to qualitative research* (5th ed., pp.384-396). Thousand Oaks, CA: Sage Publications, Inc.

Holliday, A. (2016). What counts as data. In A. Holliday, *Doing & Writing Qualitative Research* (3rd ed., pp. 65-97). London: Sage Publications, Ltd.

Análise e interpretação de dados

Bardin, L. (2016). *Análise de Conteúdo*. Lisboa: Editora 70.

Creswell, J. W. & Creswell, J. D. (2018). Data analysis procedures. In J. W. Creswell, & J. D. Creswell, *Research Design: Qualitative, Quantitative and Mixed Methods Approaches* (5th ed., pp. 190-198). Thousand Oaks, CA: Sage Publications, Inc.

Padgett, D. K. (2012). Data analysis and interpretation. In D.K. Padgett, *Qualitative and Mixed Methods in Public Health* (pp. 155-202). Thousand Oaks, CA: Sage Publications, Inc.

Flick, U. (2014). Thematic coding and content analysis. In U. Flick (Ed.), *An Introduction to Qualitative Research* (5th ed., pp. 420-438). Thousand Oaks, CA: Sage Publications, Inc.

Gil, A. C. (2008). Análise e interpretação. In A. C. Gil, *Métodos e Técnicas de Pesquisa Social* (6ª ed., pp. 156-180). São Paulo: Editora Atlas.

Pope, C., van Royen, P., & Baker, R. (2002). Qualitative methods in research on healthcare quality. *Quality & Safety in Health Care, 11*(2), 148–152.

Qualidade, validade e confiabilidade dos resultados

Flick, U. (2014). Quality of qualitative research: Criteria and beyond. In U. Flick, *An introduction to qualitative research* (5th ed., pp. 479-507). Thousand Oaks, CA: Sage Publications, Inc.

Creswell, J. W. & Creswell, J. D. (2018). Validity and reliability. In J. W. Creswell, & J. D. Creswell, *Research Design: Qualitative, Quantitative and Mixed Methods Approaches* (5th ed., pp. 199-203). Thousand Oaks, CA: Sage Publications, Inc.

Giacomini, M. K. & Cook, D. J. (2000). Users' guides to the medical literature: XXIII. Qualitative research in health care A. Are the results of the study valid? Evidence-Based Medicine Working Group. *JAMA, 284*(3), 357-362.

Malterud, K. (2001). Qualitative research: standards, challenges, and guidelines. *Lancet, 358*(9280), 483-488.

Mays, N. & Pope, C. (2006). Quality in qualitative health research. In C. Pope, & N. Mays (Eds.), *Qualitative Research in Health Care* (3rd ed., pp. 82-101). Oxford: Blackwell Publishing, Ltd.

5. Redação e Divulgação de uma Investigação Qualitativa

A redação e divulgação de uma investigação constitui a fase final de desenvolvimento de um estudo e é o momento em que se descreve e explica todo o processo de investigação conduzido, incluindo a definição dos objetivos do estudo e dos métodos utilizados, a apresentação dos resultados, bem como a explicitação das principais conclusões. Em última análise, divulgar a investigação de modo a que outros possam ter conhecimento e acesso aos resultados produzidos deve ser um propósito do investigador. Neste capítulo são apresentados os passos fundamentais da redação de uma investigação qualitativa e da sua divulgação em diferentes formatos e através de diferentes meios.

5.1. Redação de uma investigação qualitativa

A etapa de redação de um estudo tem como objetivo descrever de forma clara e compreensível a investigação realizada, de modo a que qualquer pessoa ou entidade que tenha interesse no tema (outros investigadores, decisores políticos, associações comunitárias, organizações não-governamentais que trabalham em saúde, comunidades e sociedade civil em geral) possa facilmente compreender todo o processo de investigação e quais os resultados que dele emergiram.

Um conjunto de questões podem auxiliar na orientação da redação de uma investigação:

1. De que trata a investigação? – O tema de investigação, bem como o contexto e a população em estudo, determina o nível de descrição e contextualização da problemática.
2. Com que propósito é redigida a presente investigação?
3. Quem é a audiência e o que precisa de saber? – Tendo em conta as especificidades da audiência (investigadores e académicos, responsáveis políticos, profissionais do setor ou outros) deve utilizar-se uma linguagem adequada de modo a transmitir claramente a utilidade e relevância do estudo no meio onde será publicado. Por exemplo, se se pretende elaborar um relatório de avaliação dirigido a decisores políticos deve-se ter em consideração o uso de uma linguagem prática e direta que caracteriza este tipo de publicação. A sua estruturação deve ser feita de modo a providenciar recomendações concretas para aperfeiçoar políticas e práticas (Padgett, 2012). De forma geral, conhecer previamente o tipo de audiência a que se dirige pode auxiliar na escolha da linguagem a adotar.

De forma global, para redigir uma investigação é importante ter em conta como integrar os elementos substanciais que constituem o seu conteúdo, nomeadamente:

Teoria – A definição das teorias ou dos quadros concetuais que fundamentam o estudo é essencial para situar a questão de investigação e clarificar a perspetiva teórica subjacente. As teorias devem ser apresentadas na seção da introdução ou enquadramento teórico. Nas seções seguintes, a referência às teorias ou aos quadros concetuais serve também para contextualizar e justificar de que forma os dados foram recolhidos, analisados e discutidos. Os resultados da investigação e o conhecimento produzido podem também constituir em si um tipo de teoria (p. ex. *grounded theory*).

Dados – Os dados constituem a matéria-prima extraída diretamente da investigação através do processo de recolha de dados. Dependendo do método, os dados podem ser excertos de entrevistas transcritas, citações de documentos, notas de observação, entre outros. Geralmente, em investigação qualitativa os dados servem para evidenciar ou ilustrar resultados que permitam fornecer ao leitor um melhor entendimento sobre o que foi descoberto acerca do fenómeno em estudo.

Descrição – A apresentação dos dados recolhidos antes de se avançar para a sua análise e interpretação ajuda a identificar os elementos de um determinado fenómeno. No entanto, o conteúdo da descrição dos dados depende em grande parte da metodologia utilizada.

Análise – O processo de análise de dados deve ser o mais transparente e rigoroso possível. Nesta seção pretende-se que se descreva de que modo a análise dos dados foi conduzida, quais os temas, conceitos e categorias gerados pelos dados, quais os instrumentos utilizados na análise, identificando-se também quem esteve envolvido e de que forma.

Interpretação – É através da interpretação que se dá sentido aos dados recolhidos. A interpretação dos resultados frequentemente estrutura-se no contexto do desenvolvimento de um argumento. Este argumento será o fio condutor que orienta a lógica e a estrutura da discussão dos resultados.

Importa considerar que a interpretação está fortemente interligada com a descrição e a análise dos dados. Na descrição procura-se assegurar que as opiniões dos diferentes participantes são preservadas da maneira mais fiel possível. Na análise procura-se ir para além do que é descrito, ou seja, expandir a descrição através de um caminho sistemático que busca, nos dados, as relações entre os fatores. A análise produz a decomposição de um conjunto de dados, procurando as relações entre as partes que o compõem. A interpretação pode desenvolver-se como uma sequência da análise, mas também após a descrição. A sua meta é a busca dos sentidos subjacentes aos discursos e às ações para alcançar a compreensão ou explicação para além dos limites do que é descrito e analisado.

Uma das competências mais importantes para redigir uma investigação qualitativa é saber equilibrar descrição, análise e interpretação (Tracy, 2013). A ênfase que se dá a cada um destes aspetos em particular deve depender do propósito da investigação e dos métodos utilizados.

De forma geral, para auxiliar podem ser utilizadas as seguintes questões orientadoras (Flick, 2014):
- O quê? – que fenómeno é considerado?
- Quem? – que indivíduos ou atores estão envolvidos? Que papéis desempenham? De que forma interagem?
- Como? – que aspetos do fenómeno são considerados
- Quando? Durante quanto tempo? Onde? – tempo, duração e local
- Quanto? – intensidade
- Porquê? – que razões são apontadas?
- Para quê? – que intenções ou propósitos?
- Por qual meio? – através de que meios e processos ocorre o fenómeno? Que estratégias podem modificar o fenómeno?

Discussão – A discussão, do ponto de vista argumentativo, é um processo realizado ao longo de toda a redação, e não após a apresentação dos resultados. Em todas as seções deve-se argumentar e justificar as escolhas através de evidências, no sentido de tornar pertinente a investigação e validá-la em todas as suas etapas. A discussão constitui uma fase importante a redigir, explicitando de que modo os resultados se confrontam com estudos anteriores, a amplitude dos dados e sua possível aplicação noutros contextos, bem como o valor que a investigação acrescenta ao conhecimento científico já existente.

A forma de redigir uma investigação difere de acordo com a abordagem seguida – quantitativa ou qualitativa. Enquanto que na investigação quantitativa existe geralmente uma estruturação previamente definida, em investigação qualitativa existem diversas formas de redigir e publicar os resultados, podendo-se escolher o formato ou estilo de redação que melhor se adequa ao propósito da investigação, aos métodos utilizados, aos dados recolhidos, bem como ao público a que se dirige (Crosby, DiClemente, & Salazar, 2015; O'Brien, Harris, Beckman, Reed & Cook, 2014).

Embora a estrutura possa também variar de acordo com o tipo de publicação, usualmente é composta pelos seguintes elementos:

Título – O título deve fornecer aos leitores uma ideia clara sobre o assunto da investigação e facilitar a sua procura numa pesquisa bibliográfica. Recomenda-se a descrição sucinta da natureza e tema do estudo, identificando-se o estudo como qualitativo ou indicando a metodologia (p. ex. etnografia, estudo de caso) ou o método de recolha de dados (p. ex. entrevista, grupos focais). O título não deve incluir abreviaturas, sendo por isso recomendável redigir todas as abreviações por extenso.

Resumo – O resumo é uma síntese dos elementos-chave da investigação, descrevendo o seu propósito e fornecendo os principais resultados. O resumo pode ser escrito seguindo uma estrutura de resposta às seguintes questões:
- Qual é o propósito da investigação?
- Quem são os participantes?
- Qual é a metodologia usada?
- Quais são os resultados-chave?
- Quais são as principais conclusões e implicações práticas da investigação?

Introdução – Na introdução é justificada a relevância do tema em estudo e formulado o problema de investigação. Neste sentido, nesta seção deve-se sinteticamente relacionar o tema da investigação com a evidência científica atual e apresentar as lacunas que persistem no conhecimento, realçando o propósito e objetivos do estudo a desenvolver, bem como a sua pertinência, ou seja, o que a presente investigação poderá trazer de novo à comunidade científica. A redação da introdução também orienta o leitor sobre o desenvolvimento das etapas seguintes do estudo. Assim, em muitos casos contém a fundamentação do uso de métodos qualitativos para a resposta à questão de investigação e o seu contributo específico para a temática em estudo.

Revisão de literatura e enquadramento teórico – A revisão de literatura permite enquadrar e fundamentar a investigação num plano teórico e concetual. Nesta seção procura-se identificar de forma detalhada "o que já se sabe" sobre o fenómeno, mas também "o que ainda é preciso saber". É importante fazer uma revisão criteriosa da literatura através da análise do contributo de autores de referência sobre o tema que se pretende estudar. A revisão de literatura deve-se focar no tema, nas questões e nos objetivos de investigação, de modo a evitar a dispersão. Deve-se avaliar a literatura existente em função da qualidade e adaptação ao estudo e evitar a procura incessante apenas pelos autores/publicações mais recentes ou apenas pelos autores/publicações clássicas. A revisão de literatura é também importante posteriormente na discussão dos resultados, confrontando-os com o conhecimento produzido anteriormente.

Métodos – Nesta seção apresentam-se ao leitor os métodos utilizados no desenvolvimento da investigação e explicita-se de que modo os objetivos do estudo serão alcançados. Em determinadas investigações qualitativas, esta seção fornece também uma contextualização das perspetivas e opções metodológicas de investigação (Holliday, 2016). Os seguintes elementos devem ser considerados na redação de uma seção de Métodos (Padgett, 2012):
a) Contexto/local de recolha de dados e sua justificação;
b) Seleção dos participantes, dimensão da amostra e sua justificação (quem, quantos e porquê envolver; critérios de inclusão e de exclusão, se aplicável);
c) Estratégia de seleção e processo de recrutamento dos participantes (como envolver os participantes);
d) Técnicas e procedimentos de recolha de dados e sua justificação (deve-se comprovar que a metodologia escolhida é consistente e a mais adequada à investigação, quando comparada com metodologias alternativas. Caso seja seguida uma abordagem mista, deve-se justificar a complementaridade dos métodos ou das técnicas utilizadas);
e) Instrumentos de recolha de dados (p. ex. guião de entrevista ou grupos focais, grelha de registo de observação)
f) Métodos de processamento dos dados utilizados antes e após a análise (transcrição, anonimização dos dados, gestão e arquivo);
g) Análise dos dados (incluindo a técnica utilizada e os investigadores envolvidos);
h) Técnicas para aumentar a fiabilidade (p. ex. verificação da análise dos dados por outros elementos da equipa de investigação, triangulação);

i) Considerações éticas (referência à aprovação do estudo por uma comissão de ética, consentimento dos participantes, garantia da confidencialidade dos dados e anonimato, entre outros aspetos).

Sucintamente, na seção de métodos é importante explicar de forma clara e detalhada como foi conduzida a investigação, o que foi feito e porquê, no sentido de fundamentar a análise e os resultados do estudo. A explicitação clara de todas as condições, posicionamentos e decisões na investigação é a forma de garantir o rigor do estudo e a validade dos seus resultados e conclusões.

Resultados – Após a descrição da recolha e análise dos dados apresentam-se os resultados de uma forma sistematizada. Os investigadores podem optar por diversas formas de apresentação dos resultados, nomeadamente através de texto, mas também de esquemas, listas de categorias e subcategorias, tabelas ou gráficos (Padgett, 2012). É conveniente especificar quando se está a apresentar citações, anotações, notas de observação, excertos de texto ou outra documentação.

Discussão dos resultados – Na discussão dos resultados deve-se estabelecer ligações entre a análise dos dados e o modelo concetual apresentado na seção de enquadramento teórico. Nesta seção apresenta-se uma breve síntese dos principais resultados e procura-se discutir a importância dos resultados obtidos no quadro teórico em que se inscreve a investigação, bem como compará-los com resultados obtidos em outros estudos, explicando de que forma os resultados reforçam, desenvolvem ou contrastam com as conclusões de investigações anteriores. É ainda importante apresentar as limitações do estudo, mas também os seus pontos fortes.

Conclusões – Esta seção final apresenta resumidamente a resposta à questão de investigação. Frequentemente, esta seção inclui as implicações científicas dos resultados obtidos, como sejam os contributos para futuras investigações na área, bem como recomendações práticas para a implementação de políticas e estratégias de ação.

O quadro 17 sistematiza a estrutura típica da redação de uma investigação qualitativa:

Quadro 17 – Exemplo de estrutura da redação de uma investigação qualitativa e conteúdo de cada seção
(adaptado de Padgett, 2012)

Introdução	– Especificar a importância do problema de investigação proposto recorrendo à literatura; – Indicar a lacuna no conhecimento atual; – Clarificar a questão de investigação e os objetivos do estudo.
Métodos	– Especificar o desenho do estudo; – Descrever e justificar: → o contexto e local do estudo; → a 'população' (pacientes, médicos, hospitais, etc.); → as estratégias de amostragem e recrutamento; → as estratégias, procedimentos e instrumentos de recolha de dados; – Delinear a estratégia de análise de dados.
Resultados	– Apresentar os resultados-chave de acordo com as questões centrais de investigação; – Descrever resultados secundários.
Discussão e Conclusões	– Esclarecer os principais resultados do estudo; – Discutir os resultados gerais confrontando com a literatura; – Analisar as forças e limitações do estudo; – Apresentar direções para investigações futuras; – Refletir sobre as implicações políticas e práticas dos resultados.

5.2. Divulgação de uma investigação qualitativa

Após a realização de uma investigação é importante proceder à sua divulgação. Atualmente existe uma grande diversidade de meios e formatos de disseminação de investigações qualitativas dependendo da audiência que se pretende alcançar: "Tal como os seus colegas de outras profissões da saúde, os investigadores de saúde pública aderem a uma agenda científica dependente de publicações em revistas com revisão de pares. Recentemente, todavia, tem sido dada mais atenção à democratização da informação, incluindo a disseminação numa variedade de formatos para diversas audiências (...) através de meios impressos, televisão, rádio, *internet* ou fórum comunitário. Os relatos podem ter a forma de notas de imprensa, brochuras, folhetos, sumários políticos, boletins informativos, intervenções nas redes sociais da *internet* e ficheiros multimédia. (...)" [traduzido de Padgett (2012, p. 223)].

Em seguida aborda-se especificamente a disseminação de investigação qualitativa em contexto científico ou académico, nomeadamente em formato de artigo científico, de relatório científico e de dissertação ou tese.

Artigo científico

No processo de divulgação de uma investigação científica através da publicação de um artigo científico deve-se inicialmente ter em consideração um conjunto de procedimentos. Primeiramente, o investigador deve ter a preocupação de refletir sobre a área científica e o grupo de académicos a quem pretende dirigir-se e divulgar a investigação. Nesse sentido é importante selecionar as revistas em que se pretende submeter o artigo atendendo às áreas científicas (assuntos relacionados com o tema de investigação), ao fator de impacto e à indexação em bases de dados de referência, o que facilita a disseminação do artigo e o seu acesso por um maior número de pessoas. Após a seleção das revistas científicas é recomendável seguir os respetivos critérios definidos na política editorial, bem como as orientações de preparação, formatação e publicação para que o artigo seja considerado para revisão pelos pares na revista selecionada.

O processo de escrita é contínuo e não tem necessariamente de seguir de forma rígida a sequência de seções (introdução, métodos, resultados, discussão, conclusões e referências) pois o pensamento estruturado desenvolve-se de forma interligada ao longo da redação das diferentes componentes do artigo. O investigador pode, por exemplo, iniciar a redação do artigo pelos objetivos do estudo e apresentação dos resultados obtidos, seguindo depois para as conclusões alcançadas, como forma de ter uma visão clara das questões que pretendia responder com a investigação e das respostas encontradas.

No Quadro 18 apresenta-se um conjunto de questões orientadoras que podem auxiliar os autores na redação e divulgação de estudos qualitativos por meio de artigo científico.

Quadro 18 – Questões orientadoras para a redação e divulgação de estudos qualitativos em artigo científico

Finalidade
A questão de investigação é relevante?
O objetivo é suficientemente focado e claramente descrito?
O título do artigo proporciona uma visão clara do objetivo?

Enquadramento teórico
O enquadramento teórico é adequado, tendo em vista o objetivo do estudo?

Reflexividade
Os motivos, antecedentes, perspetivas e hipóteses preliminares do investigador são apresentados e o efeito dessas questões é suficientemente considerado?

Método
Os métodos de investigação qualitativa são adequados para a exploração da questão de investigação?
Foi escolhido o melhor método atendendo à questão de investigação?

Recolha de dados e participantes
A estratégia para recolha de dados é claramente definida (geralmente intencional ou teórica, geralmente não aleatória ou representativa)?
As razões para esta escolha são apresentadas?
Foi escolhida a melhor abordagem tendo em vista a questão de investigação?
As consequências da estratégia escolhida são discutidas e comparadas com outras opções?
As características da amostra são apresentadas em profundidade suficiente para perceber o local e o contexto do estudo?

Análise
Os princípios e procedimentos para organização e análise de dados são totalmente descritos, permitindo que o leitor entenda o que aconteceu com os dados para chegar aos resultados?
As perspetivas teóricas utilizadas para a interpretação de dados são apresentadas?
O autor explica o papel atribuído ao enquadramento teórico durante a análise?
As várias categorias foram identificadas a partir de teoria ou preconceções *a priori* ou foram desenvolvidas a partir dos dados?
Que princípios foram seguidos para organizar a apresentação dos resultados?
São utilizadas estratégias para validar os resultados apresentados, como verificações cruzadas de explicações opostas, verificações de membros ou triangulação?
Se tais estratégias não forem descritas nesta seção, devem surgir como discussão sobre a validade mais adiante no artigo.

Resultados
Os resultados são relevantes em relação ao objetivo do estudo? Fornecem uma nova visão? A apresentação dos resultados é bem organizada e a mais adequada para garantir que os resultados são extraídos da análise sistemática do material, e não de preconceitos?
As citações são usadas adequadamente para apoiar e enriquecer a sinopse dos padrões identificados pela análise sistemática?

Discussão
As questões sobre credibilidade (em paralelo com a validade interna, ou seja, a que se refere realmente o estudo), transferibilidade (em paralelo com a validade externa, ou seja, a que outros contextos podem ser aplicados os resultados) e reflexividade (os efeitos do investigador nos processos, interpretações, resultados e conclusões) são abordadas?
O desenho de estudo foi avaliado?
As limitações são identificadas e discutidas, sem negar a responsabilidade das escolhas tomadas?
Os resultados foram comparados com referências teóricas e empíricas apropriadas?
São propostas algumas implicações objetivas do estudo?

Apresentação global
O artigo é fácil de compreender e está claramente contextualizado?
É possível distinguir entre as vozes dos participantes e as do investigador?

Referências
São referenciadas fontes importantes e específicas na área em estudo, e foram apropriadamente apresentadas e aplicadas no texto?

Relatórios técnico-científicos

A redação de um relatório técnico-científico normalmente obedece às diretrizes das instituições envolvidas, dependendo do enquadramento e/ou financiamento do projeto. No entanto é frequente não haver uma estrutura rígida pré-definida, e como tal existem diferentes possibilidades para a redação de um relatório técnico-científico.

No global, um relatório técnico-científico procura, de forma sintética e objetiva, estabelecer uma relação coerente entre questões de investigação, métodos, recolha de dados, análise de dados, conclusões e possíveis novas direções de investigação ou recomendações práticas (Gama, Mattos, Hortale, & Moreira, 2010). Na redação de um relatório importa reter os seguintes aspetos:

1. Um relatório procura caraterizar o estudo e comunicar de forma clara o contexto social e histórico do local ou locais onde os dados foram recolhidos;
2. O texto tem de permitir ao leitor perceber como os conceitos-chave emergiram no processo de investigação, que variáveis foram utilizadas, que dados levaram a uma determinada compreensão dos acontecimentos;
3. Um bom relatório fornece dados básicos e essenciais, preferencialmente sob a forma de narrativas bem organizadas para que o leitor possa, em paralelo com o investigador, retirar conclusões justificadas e consistentes;
4. Por fim, num relatório é essencial articular os resultados com as conclusões e indicar de que modo têm implicações no campo das ideias e das ações.

Existem outros elementos importantes a ter em consideração na elaboração de um relatório para garantir que a sua mensagem (descrição da investigação realizada) é transmitida de forma efetiva:

1. Audiência e propósito do relatório – Cada relatório tem um público-alvo a quem se pretende dar a conhecer os resultados. Nesse sentido, é recomendável que o relatório seja redigido com base nas especificidades desse público de modo a comunicar da melhor forma possível a investigação. Por exemplo, se o objetivo da elaboração do relatório for a obtenção de um grau académico e a sua audiência for um júri académico, a estrutura deve priorizar a discussão dos resultados e avanços teóricos e metodológicos da investigação e sua credibilidade. Por outro lado, se a audiência for composta por decisores políticos, será importante redigir o relatório de forma a destacar os resultados observados e os potenciais impactos e implicações para a prática dos atores sociais envolvidos.

2. Linguagem e estilo do relatório – A linguagem e o estilo do relatório precisam também de ser definidos de acordo com o público-alvo e os objetivos do relatório. Na verdade, a linguagem e o estilo utilizados na redação de um relatório (p. ex. uso de frases

concisas e diretas, utilização de termos técnicos, e recurso a esquemas, diagramas e figuras) propõem formas de pensamento e conhecimentos, ajudando o leitor a compreender a sua mensagem. No entanto, independentemente da linguagem ou estilo de escrita adotado, deve-se seguir sempre os critérios de clareza, consistência e pertinência.

3. Estrutura e formato – Relativamente a este parâmetro não existe um padrão fixo. Pelo contrário, a estrutura e o formato de um relatório podem variar bastante de acordo com a finalidade e o contexto de divulgação. No entanto pode-se referir o seguinte exemplo de redação de um relatório baseado numa sequência de questões:
   i. Qual a finalidade do relatório?
   ii. Porquê? (modelo lógico, enquadramento concetual)
   iii. Como? (métodos utilizados)
   iv. Que resultados? (geralmente em vários subcapítulos)
   v. Que conclusões e suas conexões com a teoria ou quadro concetual?

Dissertações ou Teses

Relativamente às dissertações ou teses para obtenção de graus académicos, a redação deste tipo de documentos depende da instituição que confere o grau académico, não existindo por isso uma norma única para este tipo de formato. É fundamental conhecer atempadamente as normas e recomendações específicas da instituição, que são orientadoras do processo de elaboração de todo o documento.

Erros comuns na redação de uma investigação

Redigir uma investigação pode parecer uma tarefa fácil, especialmente quando a redação é realizada no idioma do investigador. Porém, essa tarefa não é tão simples como muitos podem pensar pois, para elaborar um texto informativo e compreensível para os leitores, é necessário que o redator domine o assunto que pretende apresentar por escrito.

A redação de uma investigação qualitativa apresenta, por vezes, alguns problemas que constituem um entrave à sua aceitação para publicação, sendo os mais frequentes os seguintes:

1. Desequilíbrio e/ou inconsistência entre os elementos substanciais do estudo descritos:
   a) Dificuldade em integrar a teoria com os restantes elementos do texto;
   b) Referência a dados sem a sua apresentação;
   c) Apresentação de muitos dados e reduzida interpretação dos mesmos;
   d) Quantificação desadequada dos dados qualitativos;
   e) Combinação inapropriada de estratégias indutivas e dedutivas.
2. Falta de transparência;
3. Falta de argumentação;
4. Redação pouco apelativa.

Adicionalmente existem outros problemas que podem originar a rejeição de artigos em investigação qualitativa, nomeadamente os apresentados no quadro 19.

Quadro 19 – Erros que originam a rejeição de artigos em investigação qualitativa

1. O autor não relaciona a sua investigação com literatura publicada anteriormente.
2. A pergunta de investigação não reúne os critérios de clareza, pertinência e exequibilidade.
3. A estrutura do artigo não é clara e não corresponde ao tipo de estrutura publicado pela revista científica.
4. Falta de clareza e inconsistência no tratamento dos principais conceitos.
5. Inconsistência entre teorias, métodos e análise de dados.
6. Metodologia inadequada.
7. Os métodos e as análises não são apresentados de forma clara.
8. Local de recolha de dados não contextualizado e injustificado, evidenciando o enviesamento da investigação.
9. Recolha de dados insuficiente e falta de controlo de validade.
10. Conclusões e intuições infundadas.
11. Violação de princípios éticos e questões éticas não explicitadas e discutidas de forma adequada.
12. Texto demasiado longo.

Para evitar alguns destes problemas deve ter-se em conta as seguintes recomendações:

1. Assegurar que o título do artigo reflete o seu conteúdo;
2. Formular corretamente a questão de investigação – uma questão de investigação bem formulada deve ser clara, pertinente e exequível;
3. Fazer uma revisão crítica e aprofundada da literatura, no sentido de evidenciar o valor da presente investigação e de a posicionar no plano teórico;
4. Apresentar a teoria de forma contextualizada e articulada com os dados e a sua interpretação ao longo do texto;
5. Assegurar que a seção de métodos inclui toda a informação fundamental:
    a) Descrição do contexto do estudo e dos participantes;
    b) Justificação da adequação dos métodos em função dos objetivos do estudo – Explicar quais as motivações para o estudo e por que razão os métodos escolhidos são os mais indicados;
    c) Justificação da escolha do contexto de investigação, dos critérios de participação e de seleção da amostra;
    d) Explicação do processo de análise dos dados recolhidos que permitiu obter os resultados descritos.
6. Apresentar os resultados de forma contextualizada – A apresentação dos resultados é um ponto fundamental na redação de uma investigação e, nesse sentido, é importante organizá-la de modo a que o resultado mais relevante seja apresentado em primeiro lugar. A apresentação dos resultados deve também ser feita de forma apelativa para o leitor, podendo por vezes, em alguns contextos, recorrer-se a interpretações e argumentações. Pode-se optar por apresentar os dados que se considera mais importantes no corpo do texto e os dados adicionais em tabelas;
7. Evitar a quantificação inadequada dos dados qualitativos;
8. Apresentar figuras de forma organizada – As figuras são normalmente utilizadas para evidenciar informação. Podem ser utilizadas para ilustrar o processo de recolha de dados ou a teoria utilizada para interpretar esses dados;
9. Equilibrar o espaço dedicado à descrição dos dados e à sua interpretação;
10. Discutir os resultados de forma articulada com todos os pontos focados na investigação, identificar possíveis limitações do estudo e apontar recomendações para investigações futuras;

11. Considerar basear-se na redação de um investigador que tenha publicado investigações qualitativas, inspirando-se na forma como esse autor apresenta os dados e na forma que dá à redação das suas investigações;
12. Assegurar a coerência e a lógica de todo o processo de redação do artigo.

Exercícios

1. Escolha uma revista de Saúde Pública. No sítio de *internet* da revista que escolheu, pesquise e selecione um artigo de abordagem qualitativa sobre um tema em saúde do seu interesse, utilizando técnicas de busca com base em palavras-chave. Leia o artigo e responda às seguintes perguntas:
    1.1. Considera que a descrição do estudo é clara e informativa? É percetível de que forma os investigadores acederam ao terreno e aos participantes, recolheram os dados e os analisaram?
    1.2. A que técnicas de análise de dados, narrativas e estilos recorrem os autores para apresentarem o seu estudo? Que recursos não textuais (figuras, tabelas, fotografias ou outros) são utilizados e com que propósito?
    1.3. Atendendo aos erros mais comuns na redação de uma investigação, que problemas consegue identificar no artigo? Os autores conseguiram evitá-los ou ultrapassá-los, e de que forma?

2. No sítio de *internet* da revista de Saúde Pública que escolheu localize as normas e orientações de publicação que são recomendadas aos autores para submeter manuscritos. Verifique se está incluída uma descrição do escopo da revista, da taxa de rejeição de manuscritos, do fator de impacto da revista, do tempo previsto para a avaliação dos artigos submetidos e outras informações relevantes.

Leituras adicionais

Flick, U. (2014). Writing qualitative research. In U. Flick, *An introduction to qualitative research* (5th ed., pp. 508-519). Thousand Oaks, CA: Sage Publications, Inc.

Padgett, D.K. (2012). Telling the story: Writing up the qualitative study. In D.K. Padgett, *Qualitative and Mixed Methods in Public Health* (pp. 221-239). Thousand Oaks, CA: Sage Publications, Inc.

O'Brien, B.C., Harris, I.B., Beckman, T.J., Reed, D.A., & Cook, D.A. (2014). Standards for reporting qualitative research: a synthesis of recommendations. *Academic Medicine*, 89(9), 1245-1251.

REFERÊNCIAS

Alageel, S., Gulliford, M. C., McDermott, L., & Wright, A. J. (2018). Implementing multiple health behaviour change interventions for cardiovascular risk reduction in primary care: a qualitative study. *BMC Family Practice, 19*, 171. doi: 10.1186/s12875-018-0860-0

Barbour, R. S. (2001). Checklists for improving rigour in qualitative research: A case of the tail wagging the dog? *BMJ, 322*, 1115–1117. doi: 10.1136/bmj.322.7294.1115

Bardin, L. (2016). *Análise de Conteúdo*. Lisboa: Edições 70.

Berg, B. L., & Lune, H. (2014). *Qualitative Research Methods for The Social Sciences* (8th ed). Harlow: Pearson Education Limited.

Bowen, G. A. (2009). Document analysis as a qualitative research method. *Qualitative Research Journal, 9*(2), 27-40. doi:10.3316/QRJ0902027

Bowling, A. (2014). Structured and unstructured observational studies. In A. Bowling, *Research methods in health: investigating health and health services* (4th ed., pp. 369-390). Maidenhead: McGraw Hill/Open University Press.

Burgess, R. G. (2006). *In the Field: An Introduction to Field Research*. New York: Routeledge.

Carabez, R., Pellegrini, M., Mankovitz, A., Eliason, M., Ciano, M., & Scott, M. (2015). "Never in All My Years... ": Nurses' Education About LGBT Health. *Journal of Professional Nursing, 31*(4), 323-329. doi: 10.1016/j.profnurs.2015.01.003

Cellard, A. (2008). A análise documental. In J. Poupart, J.-P. Deslauriers, L.-H. Groulx, A. Laperrière, R. Mayer & A. Pires (Eds.), *A Pesquisa Qualitativa: Enfoques Epistemológicos e Metodológicos* (2ª ed., pp. 295-316). Petrópolis: Editora Vozes.

Creswell, J. W. & Creswell J. D. (2018). *Research Design: Qualitative, Quantitative and Mixed Methods Approaches* (5th ed). Thousand Oaks, CA: Sage Publications, Inc.

Creswell, J. W. (2018). Five Qualitative Approaches to Inquiry. In J. W. Creswell (Ed.), *Qualitative Inquiry and Research Design: Choosing Among Five Traditions* (4th ed., pp. 65-81). Thousand Oaks, CA: Sage Publications, Inc.

Crosby, R. A., DiClemente, R. J., & Salazar, L. F. (2015). Introduction to Scientific Writing. In L. F. Salazar, R. A. Crosby & R. J. DiClemente (Eds.), *Research Methods in Health Promotion* (2nd ed., pp. 493-523). Jossey-Bass: A Wiley Brand.

Denzin, N. K., & Lincoln, Y. S. (2018). Introduction: The Discipline and Practice of Qualitative Research. In N. K. Denzin & Y. S. Lincoln (Eds.), *The SAGE Handbook of Qualitative Research* (5th ed., pp. 1-26). Thousand Oaks, CA: Sage Publications, Inc.

Dias, S., & Gama, A. (2018). The potential of focus groups in health research: A study on immigrants' access to and utilization of health services. In Duncan, L. T. (Ed.), *Advances in Health and Disease* (Vol.4, pp. 1-32). New York: Nova Science Publishers, Inc.

Edwards, R., & Holland, J. (2013). *What is Qualitative Interviewing?* London: Bloomsbury.

Flick, U. (2014). *An Introduction to Qualitative Research* (5th ed.). Thousand Oaks, CA: Sage Publications, Inc.

Freeman, T. (2006). 'Best practice' in focus group research: making sense of different views. *Journal of Advanced Nursing*, 56(5), 491-497. doi: 10.1111/j.1365-2648.2006.04043.x

Gama, S., Mattos, I., Hortale, V., & Moreira, C. (2010). Relatórios de projetos de pesquisa. In V. A. Hortale, C. O. Moreira, R. C. Bodstein & C. L. Ramos (Orgs.), *Pesquisa em Saúde Coletiva: fronteiras, objetos e métodos* (pp. 197-208). Rio de Janeiro: Editora Fiocruz.

Gele, A. A., Torheim, L. E., Pettersen, K. S., & Kumar, B. (2015). Beyond Culture and Language: Access to Diabetes Preventive Health Services among Somali Women in Norway. *Journal of Diabetes Research*, 2015, 549795. doi: 10.1155/2015/549795

Giacomini, M. K. & Cook, D. J. (2000). Users' guides to the medical literature: XXIII. Qualitative research in health care A. Are the results of the study valid? Evidence-Based Medicine Working Group. *JAMA*, 284(3), 357-362. doi: 10.1001/jama.284.4.478

Gil, A. C. (2008). *Métodos e Técnicas de Pesquisa Social* (6ª ed). São Paulo: Editora Atlas.

Gillham, B. (2005). *Research interviewing: the range of techniques.* Berkshire: Open Press University.

Given, L. M. (2008). *The SAGE Encyclopedia of Qualitative Research Methods.* Thousand Oaks, CA: Sage Publications, Inc.

Green, J., & Thorogood, N. (2014). *Qualitative Methods for health research* (3rd ed.). London: Sage Publications Ltd.

Guest, G., & Namey, E. E. (2015). *Public Health Research Methods.* Thousand Oaks, CA: Sage Publications, Inc.

Hair Jr., J. F., Black, W. C., Babin, B. J., & Anderson, R. E. (2014). Overview of Multivariate Methods. In J. F. Hair Jr., W. C. Black, B. J. Babin & R. E. Anderson (Eds.), *Multivariate Data Analysis* (7th ed., pp. 1-30). Harlow: Pearson Education Limited.

Hancock, B., Ockleford, E., & Windridge, K. (2009). *An Introduction to Qualitative Research.* Sheffield: The NIHR Research Design Service for Yorkshire & the Humber.

Holliday, A. (2016). *Doing & Writing Qualitative Research* (3rd ed.). London: Sage Publications, Ltd.

Iphofen, R., & Tolich, M. (2018). *The Sage Handbook of Qualitative Research Ethics.* London: Sage Publications, Ltd.

Jenks, C. J. (2011). *Transcribing talk and interaction.* Amsterdam/Philadelphia: John Benjamins Publishing Company.

Kaefer, F., Roper, J., & Sinha, P. (2015). A Software-Assisted Qualitative Content Analysis of News Articles: Example and Reflections. *Forum: Qualitative Social Research, 16*(2), art. 8. doi: 10.17169/fqs-16.2.2123.

Karnieli-Miller, O., & Pessach, L. (2009). Power Relations in Qualitative Research. *Qualitative Health Research, 19*(2), 279-289. doi: 10.1177/1049732308329306

Krueger, R. A., & Casey, M. A. (2015). *Focus Groups: A Practical Guide for Applied Research* (5th ed.). Thousand Oaks, CA: Sage Publications, Inc.

Kuper, A., Reeves, S., & Levinson, W. (2008). An introduction to reading and appraising qualitative research. *BMJ, 337*, a288. doi: 10.1136/bmj.a288

Leask, J., Hawe, P., & Chapman S. (2001). Focus group composition: a comparison between natural and constructed groups. *Australian and New Zealand Journal of Public Health, 25*(2), 152-154. doi: 10.1111/j.1753-6405.2001.tb01838.x

Levy, R. I., & Hollan, D. W. (2015). Person-centered interviewing and observation. In H. R. Bernard, & C. C. Gravlee (Eds.), *Handbook of Methods in Cultural Anthropology* (2nd ed., pp. 313-342). London: Rowman & Littlefield.

Liamputtong, P. (2011). *Focus Group Methodology: Principles and Practice*. London: Sage Publications, Ltd.

Lincoln, Y. S., & Guba, E. G. (1985). Establishing Trustworthiness. In Y. S. Lincoln & E. G. Guba (Eds.), *Naturalistic inquiry* (pp. 289-327). Beverly Hills: Sage Publications.

Lincoln, Y. S., Lynham, S. A., & Guba, E. G. (2018). Paradigmatic Controversies, Contradictions, and Emerging Confluences, Revisited. In N. K. Denzin & Y. S. Lincoln (Eds.), *The SAGE Handbook of Qualitative Research* (5th ed., pp. 97-128). Thousand Oaks, CA: Sage Publications, Inc.

Lofland, J., Snow, D., Anderson, L., & Lofland, L. H. (2005). *Analyzing Social Settings: A Guide to Qualitative Observation and Analysis* (4th ed.). Belmont, CA: Wadsworth Publishing.

Lyerly, A. D., Steinhauser, K., Namey, E., Tulsky, J. A., Cook-Deegan, R., Sugarman, J., Walmer, D., Faden, R., & Wallach, E. (2006). Factors that affect infertility patients' decisions about disposition of frozen embryos. *Fertility and Sterility*, 85(6), 1623-1630. doi: 10.1016/j.fertnstert.2005.11.056

Malterud, K. (2001a). The art and science of clinical knowledge: evidence beyond measures and numbers. *Lancet*, 358(9279), 397-400. doi: 10.1016/S0140-6736(01)05548-9

Malterud, K. (2001b). Qualitative research: standards, challenges, and guidelines. *Lancet*, 358(9280), 483-488. doi: doi.org/10.1016/S0140-6736(01)05627-6

Malterud, K., Siersma, V. D., & Guassora, A. D. (2015). Sample Size in Qualitative Interview Studies: Guided by Information Power. *Qualitative Health Research*, 26(13), 1753–1760. doi: 10.1177/1049732315617444.

Marshall, C., & Rossman, G.B. (2016). *Designing Qualitative Research* (6th ed.). Thousand Oaks, CA: Sage Publications, Inc.

Maxwell, J. A., (2013). *Qualitative Research Design: An Interactive Approach* (3rd ed.). Thousand Oaks, CA: Sage Publications, Inc.

Mayring, P. (2014). *Qualitative content analysis: theoretical foundation, basic procedures and software solution*. Klagenfurt. Recuperado de https://www.ssoar.info/ssoar/handle/document/39517

Mays, N. & Pope, C. (2006). Quality in qualitative health research. In C. Pope, & N. Mays (Eds.), *Qualitative Research in Health Care* (3rd ed., pp. 82-101). Oxford: Blackwell Publishing, Ltd.

Miles, M.B., Huberman, A.M., & Saldaña, J. (2014). *Qualitative Data Analysis: A Methods Sourcebook* (3rd ed.). Thousand Oaks, CA: Sage Publications, Inc.

Minayo, M. C. S. (2012). Análise qualitativa: teoria, passos e fidedignidade. *Ciência & Saúde Coletiva, 17*(3), 621–626. doi: 10.1590/S1413-81232012000300007

Minayo, M. C. S. (2013). *O desafio do conhecimento: pesquisa qualitativa em saúde* (13ª ed.). São Paulo: Hucitec.

Minayo, M. C. S., Deslandes, S. F., & Gomes, R. (2007). *Pesquisa social: teoria, método e criatividade* (26ª ed.). Petrópolis, RJ: Vozes.

Morgan, D.L. (2002). Focus group interviewing. In J.F. Gubrium & J.A. Holstein (eds.), *Handbook of interviewing research: Context & method* (pp. 141–159). Thousand Oaks, CA: Sage Publications, Inc.

O'Leary, Z. (2014). *The essential guide to doing your research project* (2nd ed.). Thousand Oaks, CA: Sage Publications, Inc.

O'Brien, B. C., Harris, I. B., Beckman, T. J., Reed, D. A., & Cook, D. A. (2014). Standards for reporting qualitative research: a synthesis of recommendations. *Academic Medicine, 89*(9), 1245-1251. doi: 10.1097//ACM.0000000000000388.

Padgett, D. K. (2012). *Qualitative and Mixed Methods in Public Health*. Thousand Oaks, CA: Sage Publications, Inc.

Peter, E. (2015). The ethics in qualitative health research: special considerations. *Ciência & Saúde Coletiva, 20*(9), 2625-2630. doi: 10.1590/1413-81232015209.06762015

Pinto, A. D., Manson, H., Pauly, B., Thanos, J., Parks, A., & Cox, A. (2012). Equity in public health standards: a qualitative document analysis of policies from two Canadian provinces. *International Journal for Equity in Health, 11*, 28. doi: 10.1186/1475-9276-11-28

Puchta, C., & Potter, J. (2004). *Focus Group Practice*. London: Sage Publications.

Richards, H. M., & Schwartz, L. J. (2002). Ethics of qualitative research: Are there special issues for health services research? *Family Practice, 19*(2), 135-139. doi: 10.1093/fampra/19.2.135

Ritchie, J., & Spencer, L. (2002). Qualitative data analysis for applied policy research. In A. M. Huberman &M. B. Miles (Eds.), *The Qualitative*

Researcher's Companion (pp. 305-330). Thousand Oaks, CA: Sage Publications, Inc.

Salazar, L. F., Mijares, A., Crosby, R. A., & DiClemente, R. J. (2015). Qualitative Research Strategies and Methods for Health Promotion. In L. F. Salazar, R. A. Crosby & R. J. DiClemente (Eds.), *Research Methods in Health Promotion* (2nd ed., pp. 209-256). Jossey-Bass: A Wiley Brand.

Siddiqui, N. Y., Ammarell, N., Wu, J. M., Sandoval, J. S., & Bosworth, H. B. (2016). *Female Pelvic Medicine & Reconstructive Surgery, 22*(5), 340-345. doi:10.1097/SPV.0000000000000286

Sixsmith, J., & Murray, C. D. (2001). Ethical issues in the documentary data analysis of Internet posts and archives. *Qualitative Health Research, 11*(3), 423-432. doi: 10.1177/104973201129119109

Stuckey, H. L. (2013). Three types of interviews: Qualitative research methods in social health. *Journal of Social Health and Diabetes, 1*(2), 56-59. doi: 10.4103/2321-0656.115294

Ten Have, P. (2007). *Doing conversation analysis: A practical guide* (2nd ed.). London, UK: Sage Publications.

Tolich, M. (2009). The principle of caveat emptor: Confidentiality and informed consent as endemic ethical dilemmas in focus group research. *Journal of Bioethical Inquiry, 6*(1), 99-108. doi: 10.1007/s11673-008-9124-3

Tracy, S. J. (2013). *Qualitative Research Methods: Collecting Evidence, Crafting Analysis, Communicating Impact*. Oxford: Wiley-Blackwell.

ÍNDICE DE QUADROS

Quadro 1	– Características dos paradigmas de investigação	13
Quadro 2	– Caracterização dos métodos quantitativos e qualitativos de investigação	14
Quadro 3	– Principais diferenças entre os métodos quantitativos e os métodos qualitativos	16
Quadro 4	– Principais tipos de estudo de investigação qualitativa	21
Quadro 5	– Questões de investigação de acordo com o propósito do estudo	27
Quadro 6	– Questões de investigação de acordo com diferentes tipos de estudo	28
Quadro 7	– Uma teoria útil	35
Quadro 8	– Guia de questões orientadoras para selecionar uma técnica de recolha de dados	41
Quadro 9	– Exemplo de um Protocolo de Investigação Qualitativa	49
Quadro 10	– Vantagens e desvantagens de diferentes técnicas de recolha de dados	81
Quadro 11	– Exemplo de Guião de entrevista semiestruturada	86
Quadro 12	– Exemplo do processo de planeamento e preparação de um estudo com grupos focais	96
Quadro 13	– Exemplo de uma Ficha de Documentação	116
Quadro 14	– Exemplos comuns de convenções para a transcrição	121
Quadro 15	– Exemplo de Grelha de Análise	130
Quadro 16	– Paralelismo de critérios de rigor (investigação quantitativa versus qualitativa)	141
Quadro 17	– Exemplo de estrutura da redação de uma investigação qualitativa e conteúdo de cada seção	156

Quadro 18 – Questões orientadoras para a redação e divulgação
de estudos qualitativos em artigo científico 158

Quadro 19 – Erros que originam a rejeição de artigos em
investigação qualitativa 162

ÍNDICE DE FIGURAS

Figura 1	– Triangulação de métodos	17
Figura 2	– Modelo de desenho de investigação	31
Figura 3	– Evolução de uma investigação qualitativa	34
Figura 4	– Fatores contextuais que influenciam o desenho do estudo	48
Figura 5	– Fases do modelo dedutivo	121
Figura 6	– Fases do modelo indutivo	122
Figura 7	– Desenvolvimento de uma Análise	126
Figura 8	– Transcrição de dados	134
Figura 9	– Organização dos dados	135
Figura 10	– Categorização e codificação dos dados	136
Figura 11	– Representação dos resultados	138

ÍNDICE

Agradecimentos	5
Prefácio	7
Apresentação	9
1. INTRODUÇÃO AOS MÉTODOS QUALITATIVOS	11
1.1. Paradigmas de investigação em saúde	11
1.2. Investigação qualitativa	18
Exercícios	23
Leituras adicionais	24
2. DESENHO DE UM ESTUDO QUALITATIVO	25
2.1. Questões de investigação e objetivos do estudo	25
2.2. Elaboração do desenho de estudo	31
Exercícios	60
Leituras adicionais	61
3. RECOLHA DE DADOS	63
3.1. Técnicas de recolha de dados	63
Entrevista	64
Grupos Focais	69
Observação	73
Análise Documental	76
3.2. Planeamento e organização da recolha de dados	82
3.3. Papel do entrevistador e moderador	101

Exercícios — 110
Leituras adicionais — 111

4. SISTEMATIZAÇÃO E ANÁLISE DE DADOS — 113
   4.1. Organização e sistematização de dados — 113
   4.2. Análise e interpretação de dados — 120
      Softwares para análise de dados — 139
   4.3. Qualidade, validade e confiabilidade dos resultados — 146
Exercícios — 146
Leituras adicionais — 147

5. REDAÇÃO E DIVULGAÇÃO DE UMA INVESTIGAÇÃO QUALITATIVA — 149
   5.1. Redação de uma investigação qualitativa — 149
   5.2. Divulgação de uma investigação qualitativa — 156
Exercícios — 165
Leituras adicionais — 166

REFERÊNCIAS — 167

ÍNDICE DE QUADROS — 173

ÍNDICE DE FIGURAS — 175

ÍNDICE — 177